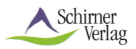

Die Autorin

Martha Fritsch, geb. 1953, hat Ausbildungen im Yoga (BDY/EYU) und ein Aufbaustudium Gesundheits-pädagogik (FH München) absolviert, leitet Kurse in ihrem eigenen Institut und zusammen mit einem Frauenteam eine Yoga-Lehrausbildung, gibt Seminare in Entspannung und Streßreduktion in Betrieben. Sie hat über die Jahre Yoga-Übungsweisen entwickelt, die auf die besondere Situation der Schwangerschaft an-zuwenden sind. Seit sieben Jahren gibt sie spezielle Yoga-Kurse für Schwangere, hat Artikel zu dem Thema geschrieben, eine Yoga-Übungs-CD für Schwangere und junge Mütter produziert sowie Hebammen und Yoga-Lehrerinnen in diesem Bereich fortgebildet.

Das Buch

Die Schwangerschaft ist eine besondere Phase im Leben einer Frau. Dieses praxisorientierte Buch ist ein wertvoller Begleiter für diese Zeit. Die Yoga-Übungen mit ansprechenden Bildern und klaren Anleitungen laden die werdende Mutter ein zum Bewegen, Spüren, Erforschen ihrer eigenen Bedürfnisse. Ist es der Rücken, der klagt, nach Entlastung schreit? Im Kapitel »Rücken« finden sich sanfte Dehnungen und Vor-schläge zum Korrigieren der Körperhaltung. Kreisen die Gedanken um den Geburtsschmerz? Das Kapitel über das Tönen zeigt, wie sich die Schwangere mit Stimme und Bewegung auf das Wunder der Geburt vorbereiten kann. Ist es der Spagat zwischen den Anforderungen im Beruf und den eigenen körperlichen Bedürfnissen, der Streß macht? Die Texte über Streß, Yoga und Schwangerschaft bringen Anregungen, wie man in dieser Lebensphase Verständnis für sich entwickelt. Alle weiteren Kapitel – über Atmung, Entspan-nung, körperliche Beschwerden, Frau- und Muttersein, Träume und Phantasie – sind auch einzeln lesbar und übrigens nicht nur für Schwangere interessant.

Martha Fritsch

Yoga für Schwangere

- Den Körper geschmeidig halten
- Rückenbeschwerden vorbeugen
- Die Geburt erleichtern

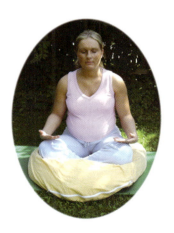

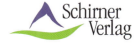
Schirner Verlag

ISBN 3-89767-169-7

© 2004 Schirner Verlag, Darmstadt
Erste Auflage

Alle Rechte vorbehalten

Fotografien: Ilka Brummenbaum

Umschlag: Murat Karacay
Redaktion & Satz: Eleni Efthimiou, Kirsten Glück
Herstellung: Legoprint, Lavis (Italia)

Inhaltsverzeichnis

Vorab 9
    Zu mir 10
    Dank 11
    Vorwort 13

Yoga – ein Weg zu dir selbst 15
    ೞ Schneidersitz 20
    ೞ Armbewegung mit »OM« 20

Schwangerschaft – eine tolle Phase im Frauenleben 21
    ೞ Hocke aus dem Stehen 26

Den Rücken stärken 29
    Das Langdehnen der Wirbelsäule 33
        ೞ Dehnen in der Seitenlage 34
        ೞ Katze 36
        ೞ Katze in der Seitenlage 38
        ೞ Diagonale Dehnung aus dem Vierfüßler 40
        ೞ Berg 42
        ೞ Dehnen im Stehen mit dem Rücken an der Wand 44
        ೞ Palme 46
    Rückwärtsbeugen 48
        ೞ Aufgerichteter Bogen 50
        ೞ Bogen in der Seitenlage 52
    Vorwärtsbeugen 54
        ೞ Vorbeuge im Stehen 56
        ೞ Hocke 58
        ೞ Vorbeuge im Sitzen 60

Yoga für Schwangere

ଔ Asymmetrische Vorbeuge im Sitzen 62

Die Seiten dehnen 64

ଔ Flankendehnung im Sitzen 66

ଔ Halbmond 68

ଔ Dreieck mit dem Rücken an der Wand 70

Drehübungen 72

ଔ Das Krokodil aus der Rückenlage 74

ଔ Drehung im Stehen 76

ଔ Drehsitz 78

ଔ Krokodil von der Seitenlage aus 80

Tönen und Bewegen – die beste Geburtsvorbereitung 85

ଔ Mundübung 94

ଔ Beckenboden erspüren 96

ଔ Beinhebeübung 98

ଔ Vishnu-Haltung 100

ଔ Positionen während der Wehen 102

Den Atem erleben 105

ଔ Beckenkreisen auf Fuß und Knie 110

ଔ Meerjungfrau 111

ଔ Hüftbewegung im Liegen 112

ଔ Lächelatmung 113

ଔ Mondatmung 114

Ruhe finden 115

Positionen zum Entspannen zwischen den Übungen 120

ଔ Erleichterte Kindhaltung 120

ଔ Sitzen an der Wand mit Kissen 122

Positionen für die Tiefenentspannung 123

Yoga für Schwangere

ଓ Seitenlage 123

ଓ Bauchseitenlage 124

ଓ Liegen auf Atemrolle 125

a) Yoga-Vollatmung im Liegen 127

b) Reise zum Kind 127

c) Reise zur blauen Quelle 128

Beschwerden & Erleichterung 129

ଓ Diagonale Dehnung mit gekreuztem Bein 132

ଓ Umkehrhaltung 133

ଓ Umkehrhaltung während des letzten Drittels
der Schwangerschaft 135

ଓ Passive Schulterbrücke 136

ଓ Sitzen auf dickem Kissen, Beine breit aufgestellt 137

Gesunde Ernährung von Anfang an (von Sybille Kunz) 139

Die vier zu meidenden Speisen 141

Die Speisen, die täglich gegessen werden sollten 143

Rezept 144

Yoga zu zweit 147

ଓ Rücken an Rücken 150

ଓ Drehsitz zu zweit 153

ଓ Vorbeuge mit Hilfe 154

ଓ Rückenstreichen in Bauchseitenlage 156

Tierischer Streß 159

ଓ Heldin 163

ଓ Dreieck 164

ଓ Kindhaltung 166

Träume kreativ nutzen 167
  ❧ Schmetterling 170
  ❧ Halber liegender Schmetterling 171

Und die weiteren Aussichten – sich selbst wie eine Mutter lieben 173
  ❧ Mutterhaltung 177
  ❧ Päckchen, nach der Geburt 178
  ❧ Kuh 179

Yoga – weiblich und schöpferisch 181
  ❧ Baum 185
  ❧ Hüftbewegung als Vorübung 186
  ❧ Baum im Kreis 187

Anhang 189
  Die CD zum Buch 189
  Yoga-Kurse, Aus- und Weiterbildung: 189
  Literatur 190

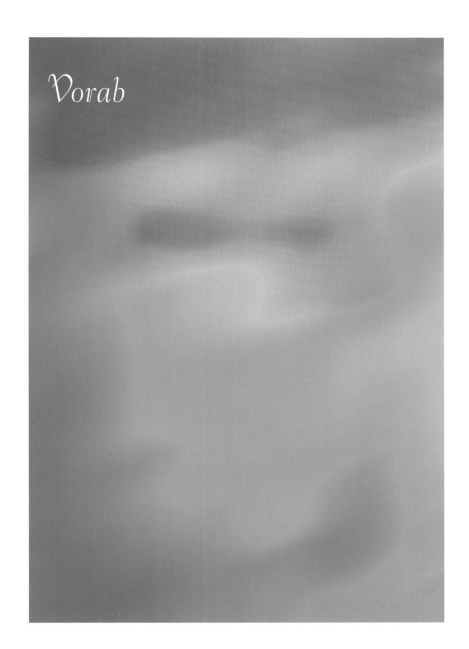

Vorab

Yoga für Schwangere

Vorab

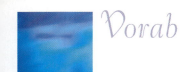

Widmung

Für alle Mütter und Kinder im ehemaligen Jugoslawien, die Gewalt erfahren haben. Möge es ihnen gelingen, die Kräfte der Zerstörung in Liebe zu verwandeln.

Zu mir

Schwangerschaft und Geburt meines Sohnes und meiner Tochter waren für mich sehr befriedigende Erfahrungen. In dieser Zeit wurden Körperübungen für mich interessant, auf Yoga stieß ich aber erst als junge Mutter. Dabei sprach mich an, daß es sowohl den Körper stärkt, als auch Geist und Seele harmonisiert. Ich entdeckte, daß das Üben, auch der Rückzug in mein Zimmer, für mich notwendig und kräfteschenkend war.

Die Idee, mich für das Lehren von Yoga zu qualifizieren, entstand in einer anstrengenden pädagogischen Arbeitssituation – und veränderte mein Leben und meinen Beruf. Yoga führte mich in einen fortwährenden, immer tieferen Lernprozeß.

Mittlerweile übe ich am liebsten draußen in der Natur oder meditiere und singe mit anderen zusammen. Kurse, oft für Frauen, das Ausbilden von Yogalehrenden in einem Frauenteam im eigenen Institut, Seminare in Betrieben, Schreiben und Vorträge halten, das alles gehört dazu.
(Kontakt via Email: fritsch@mandala-wetzlar.de)

Vorab

Dank

Mein Dank geht an Sybille Kunz, deren Kontakt zum Schirner Verlag und deren Vertrauen in mich zur Entstehung dieses Buches geführt haben.

Ich danke den drei Hebammen der Hebammenpraxis Linden, in deren Räumen ich den größten Teil meiner Erfahrungen im Yoga mit Schwangeren machte, für die gute Kooperation. Ich bin meinen Kolleginnen im Institut Mandala dankbar, die mich bei der Entwicklung dieses Arbeitsbereiches gefördert haben.

Weiter gilt mein Dank all den Frauen, die in ihrer Schwangerschaft mit mir Yoga geübt haben. Ich habe von ihnen gelernt, ebenso wie von erfahrenen Yoga-Lehrerinnen.

So danke ich der Yogalehrerin Sigrid Rieger für ihr sorgsames Mitdenken beim Abfassen von Übungsanleitungen und Texten, Jeanette für ihr Interesse und die Rückmeldungen, den Buchautorinnen Astrid und Katja für ihre Tips, Ilka für ihren professionellen Einsatz und ihre Energie beim Fotografieren und den beiden »Modellen«, Ursula und Karin, einfach dafür, daß sie zum richtigen Zeitpunkt da und präsent waren!

Mein Dank gilt auch meinem Mann Manfred für die harmonische Ferienstimmung, die toll war zum Schreiben; dem Schirner Verlag, vor allem Kirsten Glück für die Unterstützung und Zusammenarbeit.

Ich danke meiner Tochter Carola dafür, daß sie mich während meines Yoga-Übens fotografiert hat und so zur Entstehung der Zeichnungen in diesem Buch beitrug.

Weitere für mich wichtige Personen sind:

Meine Mitautorin

Sybille Kunz, geb. 1961, Mutter von drei Kindern, Hausfrau, Ernährungs- und Gesundheitsberaterin (GGB), Übungsleiterin für Yoga und zur Zeit in Vollausbildung zur Yoga-Lehrerin beim Institut für Stimme und Bewegung

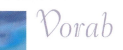

Vorab

in Wetzlar: »Ich beschäftige mich mit Yoga in all seinen Facetten. Besonders interessieren mich frauenspezifische Themen. An Yoga-Kursen gebe ich zur Zeit Yoga für Schwangere, Yoga für Paare, Yoga-Workshops für Erzieher/innen zum Thema »Yoga für Kinder« und normale Yoga Kurse.«

Fotografin

Ilka Brummenbaum, geb. 1970, Fotografin, Lektorin, Autorin und Sprecherin: »Mein größtes Glück ist mein 2002 geborener Sohn Jonah. Ich liebe Tiere, mein wichtigster Ausgleich zum Alltag ist mein Pferd. Ich bin Hobbytierärztin.«

Fotomodelle

Ursula Barchmann, geb. 1976, Zahnärztin und Studentin der Humanmedizin, mit Tochter Eleonora: »Nach einigen Wochen im Yoga-Kurs erlernte ich das Entspannen, empfand es immer schöner und tiefer. Jetzt übe ich wieder Fitneß und Aerobic, bin aber auch auf Yoga weiter neugierig.«

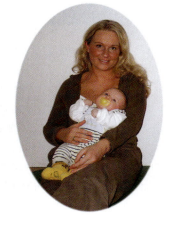

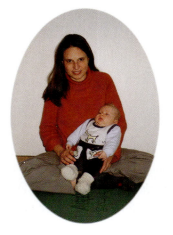

Karin Nellinger, geb. 1971, Lehrerin an einer Gesamtschule, mit ihrem ersten Kind Henri: »Ich übe seit acht Jahren Yoga. In der Schwangerschaft habe ich es jedoch teilweise ganz neu erlebt und die Entspannung, die sich durch die Körper- und Atemübungen einstellt, besonders geschätzt.«

Vorab

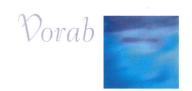

Vorwort

Für solch ein tiefgehendes, persönliches Thema, wie es die Schwangerschaft ist, möchte ich die *Du*-Ansprache wählen:
Spürst du das Besondere, das Neue und Unbekannte der Schwangerschaft? Bist du neugierig, dieser Spur zu folgen, deine Ahnungen zu vertiefen, mehr »Ahnung« vom eigenen Körper zu bekommen?
Die Texte, Bilder und Übungsanleitungen in diesem Buch begleiten dich dabei. Die Yoga-Bewegungen sind leicht auszuführen und bieten dir einen Weg, zu dir zu kommen, dich selbst gerade jetzt in diesem Moment wahrzunehmen.
Ich lade dich ein, mit Spaß zu lesen, auszuprobieren, Pausen zu machen, die eigenen Erfahrungen aufzuschreiben oder aufzumalen – so kann das Lesen Hirn, Herz und Bauch erfrischen. Das Lesen soll wie die Yoga-Übungen selbst eine heilsame Art der Selbstzuwendung sein.
Suche dir deine Themen und Übungen spontan aus: Jeder Tag ist anders. Und in der Schwangerschaft veränderst du dich rasanter als sonst im Leben, bist gefordert, immer wieder aufs Neue Ausgeglichenheit zu finden.
Ist es der Rücken, der heute klagt, nach Entlastung schreit? Du wirst im Rückenkapitel sanfte Dehnungen und Vorschläge zum Korrigieren deiner Körperhaltung finden.
Kreisen die Gedanken um den Geburtsschmerz? Das Kapitel über das Tönen zeigt, wie du dich mit Stimme und Bewegung auf das Wunder der Geburt vorbereiten kannst.
Ist es der Spagat zwischen den Anforderungen im Beruf und den eigenen körperlichen Bedürfnissen, der dir Streß bereitet? In den Texten über Streß, Yoga und Schwangerschaft bekommst du Anregungen, in dieser Lebensphase Verständnis für dich zu entwickeln.
Alle weiteren Themen – Atem, Entspannung, körperliche Beschwerden, Frau und Mutter sein, Träume und Phantasie – sind auch einzeln lesbar und übri-

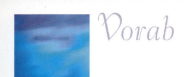
Vorab

gens nicht nur für Schwangere interessant. Gehe spielerisch mit dem Buch um, nutze es – genau wie deine Schwangerschaft –, um ein *Mehr* an Gesundheit und Wohlbefinden zu entfalten. Nimm dir Zeit für Dinge, die du immer schon einmal wissen, tun und erleben wolltest.

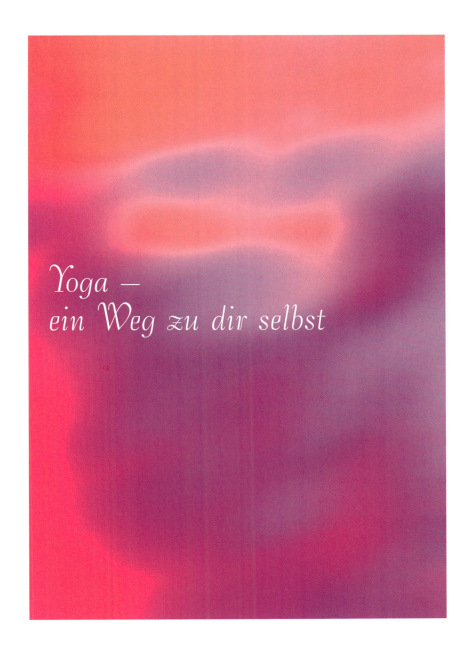

Yoga – ein Weg zu dir selbst

*L*uft ich bin,
Feuer ich bin,
Wasser und Erde und Geist
ich bin.*

Yoga üben heißt »immer ein bißchen schwanger sein ...«. Diese amüsante Redewendung meines ersten Yoga-Ausbilders, eines ergrauten Herrn, meinte wohl: Da ist etwas noch Unbekanntes, etwas, das in mir wächst, etwas Neues, das im Entstehen begriffen ist. Festgelegte Ziele und Erwartungen können nur stören. Sei offen, gehe schwanger mit verheißungsvollen Ahnungen!

Das Wort Yoga bedeutet wörtlich übersetzt »Joch« – im Sinne von sich anjochen, anbinden, verbinden. Es bietet einen Weg, mit sich selbst und mit der Natur Verbindung aufzunehmen.

Wir sind ein Teil der Kultur und der Natur – und unsere Zivilisation neigt dazu, über diesen zweiten Teil wie selbstverständlich zu verfügen und ihn auszubeuten. Die Yoga-Praxis schenkt der Natur in uns Beachtung, pflegt und regeneriert sie.

Die Silben »Ha« und »Tha« aus dem Begriff Hatha-Yoga machen deutlich, worum es geht: Sie bedeuten Sonne und Mond und stehen für Tag und Nacht, Aktivität und Ruhe. Diese Polaritäten, diese Grundenergien in der Natur, sind auch in uns wirksam. Die Übungsweise des Hatha-Yoga, dieses umfassende System aus allen denkbaren menschlichen Bewegungen und Körperhaltungen, folgt dem natürlichen Wechsel zwischen diesen beiden Grundströmungen. Bewegung und Ruhe, Anspannung und Entspannung folgen aufeinander, wie auf den Tag die Nacht folgt.

Die natürlichen Abläufe und Rhythmen in uns sind vielfach gestört – durch unvorhergesehene Ereignisse, durch soziale Anforderungen und Probleme. Yoga ist ein leicht erlernbares Training, mit all diesen Störungen eigenverant-

---

* Traditioneller Liedtext, den ich vom Feiern der weiblichen Jahreszeitenfeste kenne, also aus einer westlichen Tradition, die sich gut mit dem Yoga ergänzt.

Yoga – ein Weg zu dir selbst

wortlich und kompetent umzugehen; die Selbstregulierung, ja Selbstheilung kommt dadurch wieder in Gang. Anders gesagt: Es läßt die Sonnenkraft in uns in ihrem wärmsten Glanz erstrahlen, das Mondlicht in uns in seiner ganzen Zartheit und Feinheit hervortreten.

Yoga unterscheidet dabei drei verschiedene Zustände (Gunas), drei Arten von Schwingungen, zwischen deren Eigenarten wir ständig wechseln:

- Sattva (Ausgeglichenheit, Reinheit)
- Rajas (Aktivität, Unruhe, Erhitzung) und
- Tamas (Trägheit, Dunkelheit, Schwere).

Diese Begriffe beschreiben einerseits Streß oder krankhafte Zustände, sind andererseits aber auch als natürliche menschliche Schwankungen zu verstehen. Denn wie alle Lebewesen durchlaufen wir die Wachstumsphasen Geburt, Reife und Tod; wie die Natur (Frühling, Sommer, Herbst und Winter) sind wir in den Zyklus von Wachsen, Werden und Vergehen eingebunden. Innerhalb eines Tages gehen wir durch viele kleinere Zyklen aus Neubeginn, Durcharbeiten einer Angelegenheit und Abschluß; in jedem Atemzug ist ein vollständiger Prozeß von Anfangsimpuls, Entwicklung, Fülle und Wende bis zur Leere enthalten.

Die Silbe »OM« drückt dies alles ganz komprimiert aus. Dieses jahrtausendealte bekannte Mantra, dieser Klang, den Menschen als Laut meditativ geformt haben, lange bevor philosophische Erkenntnisse und geistige Übungsanleitungen niedergeschrieben wurden, setzt sich genauer aus A-U-M zusammen. Körperlich erleben wir diesen Klang vom öffnenden, weitenden A bis zum schließenden, tief innen schwingenden M. Symbolisch stehen die drei Laute für Anfang – Übergang – Ende. Das OM ist ein Urlaut, eine Schwingung in allem, im großen wie im kleinen Kosmos, im Universum und in jedem einzelnen Lebewesen. Es hat auch etwas Überindividuelles und Spirituelles, wenn wir diesen Laut hervorbringen; es verbindet uns mit den großen Grundenergien.

Im Yoga berühren wir den geistigen und nichtmateriellen Teil unseres Lebens;

Yoga – ein Weg zu dir selbst

einerseits arbeiten wir dabei mit den physischen Gegebenheiten und unserem Körper, andererseits kommen dabei unsere Gedanken zur Ruhe, und wir verbessern die Bedingungen für unsere geistige Freiheit, für die Entfaltung unseres Wesenskerns.

Mit den Übungen sprechen wir zunächst die körperliche Ebene an: Schauen und horchen, heben und sinken lassen, schütteln und pendeln, kreisen und strecken, spüren und unterscheiden – es geht immer um das, was du selbst tun kannst. Befolge Anweisungen, und überprüfe sie, informiere dich, aber erforsche auch eigenständig die Wirkung von Übungsanleitungen oder Ratschlägen. Du bist die Handelnde; du gehst einen Weg, den andere vor dir gebahnt haben, aber du gestaltest ihn selbst. Viele der Übungen in diesem Buch sind in der Praxis entstanden oder sind Abwandlungen, Verfeinerungen bekannter Yoga-Übungen. Yoga lebt und verändert sich, bietet Grundlagen, die wir sinnvoll den individuellen Bedürfnissen anpassen können.

Finde also beim Üben dein eigenes Maß, denn: Jede Frau ist anders, jeden Tag. Wäge immer wieder neu ab, wieviel Krafteinsatz dir guttut oder wieviel Bequemlichkeit du in einer Übung brauchst; ob du dich weiter strecken willst, die Position länger hältst – oder mit mehr Leichtigkeit und Gelöstheit vorgehst. Wenn du zu Hause Yoga übst, nimm dir nicht zuviel vor; auch zehn Minuten sind lohnend. Günstig ist es, regelmäßig zu üben, etwa eine halbe Stunde pro Tag – und das mit weitgehend leerem Magen, bei abgestelltem Telefon, ohne Schmuck und Blick auf die Uhr. Eine rutschfeste Matte, ausreichend Wolldecken und Kissen sollten griffbereit sein. Als Vorbereitung ist eine Klopf-Selbstmassage oder das Ausschütteln von Armen und Beinen gut geeignet.

Alle im Buch beschriebenen Übungen sind übrigens auch einzeln oder in kurzen Sequenzen durchgeführt sinnvoll. Beachte dabei, daß die Zeit zum Nachspüren und Entspannen genauso wichtig ist, wie die Zeit der aktiven Übungen.

Innere Bilder spielen im Yoga eine größere Rolle als äußere; das bedeutet, daß

Yoga für Schwangere

Yoga – ein Weg zu dir selbst

du, nachdem du dir Bilder von Übungen angeschaut hast und die Anleitungen aufgenommen hast, dich sorgfältig in die jeweilige Position hineinbewegt hast, auch einmal dazu übergehen solltest, die Augen zu schließen, nach innen zu schauen und zu spüren. Dein eigenes Empfinden gibt den Ausschlag, was richtig ist. Gestatte dir Pausen und Zwischenatmungen. Übe stets so, daß du dich wohl fühlst.

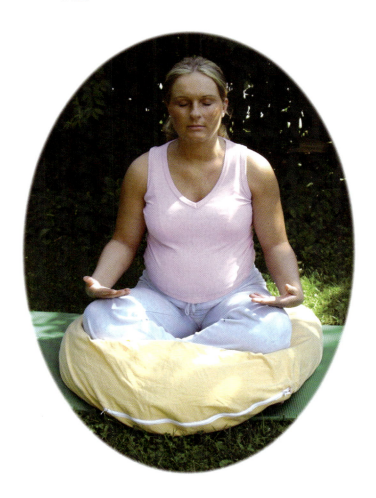

Yoga – ein Weg zu dir selbst

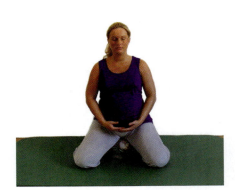

ଔ *Schneidersitz*
Setze dich auf ein kleines Kissen und schiebe eine gerollte Decke oder ein Stillkissen so unter die Oberschenkel, daß du leicht und stabil, wie in einem Nest, sitzt. (s. Abb. S. 19)

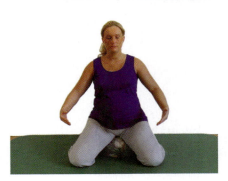

ଔ *Armbewegung mit »OM«*
Setze dich auf ein etwa 40 cm hohes Kissen, lege die Füße nach hinten.
Lasse dich mit dem Gesäß so nieder, als wolltest du beide Gesäßseiten weiter voneinander weg legen. Richte dich von den Sitzknochen aus auf. Gib dem Bauch Raum zum Atmen.
Lege die Hände an den Unterbauch, sammle die Aufmerksamkeit hier.
Stelle dir vor, daß der Unterbauch wie ein Blütenboden ist, von dem aus etwas wachsen, sich entfalten kann, sich öffnen kann wie eine Blüte.
Dann hebe einatmend Hände und Arme an, und breite sie ausatmend aus, wobei du das »OM« erklingen läßt.

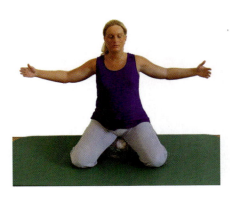

Komme wieder zurück, sammle dich beim Verklingen des Tons mit den Händen am Unterbauch.
Beginne von vorn, eventuell nach einer Zwischenatmung.

Schwangerschaft – eine tolle Phase im Frauenleben

Yoga für Schwangere

Schwangerschaft – eine tolle Phase im Frauenleben

*Ich bin eine freie Tochter dieser Erde
und als diese geliebt, willkommen, sicher und geborgen.
(Angelika Aliti)**

Als Schwangere erlebst du den Hochgenuß, dich mitten im Sommer des Lebens, in der Fülle zu befinden. Ob du dich noch jugendfrisch oder schon reif erlebst – in jedem Falle stehen Sexualität und Fruchtbarkeit für das pralle Leben. Diesen sind die Farbe Rot und das Element Feuer zugeordnet.

Yoga und Ayurveda unterscheiden in der Natur und im menschlichen Organismus fünf Elemente, aus denen sich alles zusammensetzt: Erde, Wasser, Feuer, Luft und Raum. Dieses letztgenannte, feinste, ätherische Element ist für die Übertragung von Klang und Schwingung zuständig und verbindet uns auch mit allem Geistigen, Nichtmateriellen.

Schwangerwerden entsteht aus der Fülle und dem Überfließen der Lebensenergie; eine der unzähligen Möglichkeiten des Lebens will Wirklichkeit werden. Während du dich in sommerlicher, feuriger Blüte befindest, nistet sich ein neues Leben in dir ein.

Es ist das Element Wasser, das diesen Wachstumsprozeß lenkt. Wie auf der Erde, so kommt auch im Körper einer Frau alles Leben aus dem Wasser. Das Kind durchläuft dabei die Stadien der menschlichen Evolution, lebt wie ein Meerestier und kommt erst durch die Geburt, durch den ersten Atemzug, »an Land«.

Während der Schwangerschaft gehst du als Frau durch verschiedene Phasen. Anfangs mag es bei dir noch Unsicherheit geben, Verwunderung und Begier, zu wissen und alles zu begreifen. Dann tritt das Besondere deutlich hervor, du erlebst einen schöpferischen Prozeß, dein Bauch wächst, bis das Baby ausgereift ist. In der letzten Phase kann dich Unlust und Schwere erfassen – stimmi-

---

* Leitgedanke ihres Buches, in dem es u.a. um eine weibliche Sichtweise auf die Astrologie geht. Aliti, Angelika: Das Maß aller Dinge. Die dreizehn Aspekte weiblichen Seins.

Schwangerschaft – eine tolle Phase im Frauenleben

ge Begleiterscheinungen, die dich daran erinnern, daß es Zeit ist, dich für die Geburt bereitzumachen, daß die besonders schöne Phase des »Zwei-in-eins-Seins« zu Ende geht und es nun gilt, das Kind loszulassen.

Auf diese Phase bereitet dich die nachfolgend vorgestellte Hocke aus dem Stehen vor. Diese Übung wird auch »Haltung der Göttin Kali« genannt, die in dieser aufrechten, machtvollen Position ihr Kind, das Universum, gebiert. Etwas zur Welt zu bringen ist eine aktive Handlung.

Bei der Geburt benötigen wir unsere volle Kraft, unseren vollen Einsatz – was wir bei dieser Übung in der Haltekraft unserer Oberschenkel spüren. Gleichzeitig erleichtert die natürliche Schwerkraft, der Zug nach unten, das Loslassen; der offene Mund mit heraushängender Zunge und entspannter Kehle gibt den Beckenbodenmuskeln reflektorisch den Impuls, zu entspannen.

Tatsächlich wird Kali mit furchterregendem Gesichtsausdruck und herausgestreckter Zunge dargestellt. Ja, auch so dürfen wir sein, diesen schrecklichen Aspekt als Frau ausleben. Und dies tun wir, indem wir bereit sind, das Kind, das im eigenen Leib genährt wurde und wachsen konnte, dann, wenn es reif ist, wieder loszulassen, es in sein eigenes Leben hinauszubefördern!

Traue dich, in das ungewohnt direkte und offene Gesicht deiner Partnerin zu schauen; wunderbar, wenn ihr zusammen laut lacht, der leichteste Weg zur tiefen Bauchatmung!

Gebären ist eine Handlung weiblicher Stärke und Eigenmacht. Frau sein bedeutet, über diese eine schöpferische Ausdrucksmöglichkeit mehr zu verfügen als ein Mann. Dieses zusätzliche Organ, diese eine Körperöffnung mehr, die wir haben, der Muttermund, ist für alle Menschen – ob weiblich oder männlich – das Tor zur Welt.[*] Alle Frauen haben diese Macht, egal ob, wann und wie oft sie sie in ihrem Leben nutzen.

Schwangerschaft wird in unserer Gesellschaft viel zu ausschließlich einer me-

---

[*] siehe dazu Lockhart, Elisabeth: Übung und Heilung. Sie ist eine der wenigen Yoga-Autorinnen, die aus Sicht der sexuellen Differenz einen Blick auf die Yoga-Philosophie wirft.

Schwangerschaft – eine tolle Phase im Frauenleben

dizinischen Betrachtung unterworfen und fast wie eine Krankheit behandelt. Es kann aber doch nicht darum gehen, alle besonderen Symptome wegzubehandeln! Gesundheit ist mehr, als ein unauffällig funktionierender Körper. Genieße es im Gegenteil, wenn dein Befinden auffällig ist, ungewohnt, veränderlich. Koste dieses Mehr an lebendigen Facetten aus!

»Vertraue auf die Fülle und lerne vom Überfließen, vom Fließenden des Lebens; verlasse dich auf die zyklischen Reinigungen und lerne durch Waschung, Loslassen und Neuanfangen den Tod und die Geburt; horche auf die rhythmische Übereinstimmung und lerne von Mond, Gezeiten, Atemprozeß den Wandel.«* Klingt der Satz nicht fast, als sei er zur moralischen Stärkung für Schwangere formuliert worden? Es ist hier aber noch viel mehr gemeint, und die Autorin schlägt vor, diesen Satz den traditionellen Yoga-Lehrsätzen hinzuzufügen. Diese Lehren sind, wie andere Traditionen und Denkgebäude auch, über Jahrhunderte hinweg von männlichen Sichtweisen beherrscht worden.

Es ist die konkrete Erfahrung von Schwangerschaft und Geburt, von der Entstehung des Lebens, die allen Menschen etwas Grundlegendes zu sagen hat. Es ist diese schlichte, primitive Tatsache, über die doch jedes aufgeklärte Kind Bescheid weiß, die uns Neues zu erlernen und Tiefes zu erkennen ermöglicht. Als Schwangere suchst du mehr Kontakt zu anderen Frauen als sonst. Sicher hast du mit deinem Partner viel zu besprechen, die ständigen Veränderungen zu verarbeiten, neues Vertrauen zu entwickeln. Aber das ersetzt keine Frauenkontakte. Gehe deinen Fragen, deinem Bedürfnis nach Austausch nach, lerne von den Erfahrungen anderer Frauen. Dabei mache dir auch bewußt, daß es genauso viele verschiedene Verläufe von Schwangerschaften gibt, wie es unterschiedliche Frauen gibt.

Dabei können durch die Erfahrungen, die andere Frauen in der Schwangerschaft und als Mutter gemacht haben, durchaus auch Ängste und Verunsicherungen zu dir hinüberschwappen: Ausgesprochen oder nicht, negative oder unverarbeitete Erlebnisse wie Fehlgeburten, Abtreibungen, unangenehme se-

---

* Lockhart, Elisabeth: a.a.,o., S. 291.

Schwangerschaft – eine tolle Phase im Frauenleben

xuelle Erfahrungen oder unglückliche Erinnerungen an die eigene Mutter können als Belastungen auf dich einwirken. Dies gilt selbstverständlich erst recht für eigene ungelöste Probleme.

Freude und Schmerz, kraftvolle Vitalität und zauderndes Sich-Ängstigen, das alles gehört zu einer Schwangerschaft dazu. Yoga hilft dir, hindurchzugehen; tiefes Atmen beispielsweise löst Blockaden der Gefühle. Muskeln, die eben noch verhärtet oder verkürzt waren, werden locker und frei. Neue Bewegungsspielräume, ganz andere Gedanken, Eindrücke und Gefühle können kommen. Auch dein Baby ist von deinen Gefühlsschwankungen nicht unbeeindruckt, es ist nach neun Monaten bereits wahrhaftig mit allen Wassern gewaschen! Wenn du gut für dich selbst sorgst, wird es auch deinem Kind gutgehen. Je lebendiger du alle Empfindungen zuläßt, desto vertrauensvoller wird es wachsen und seinen Platz im Leben einnehmen!

Yoga für Schwangere

Schwangerschaft – eine tolle Phase im Frauenleben

⌘ Hocke aus dem Stehen

Stehe etwas mehr als hüftbreit, hebe die Arme mit einer Einatmung nach vorn in die Waagerechte; beuge leicht die Ellbogen, um in den Schultern zu entspannen. (Abb. 1)

Senke das Gesäß, als wolltest du dich hinsetzen. (Abb. 2) Gehe nur so tief in die Hocke, wie du fest auf beiden ganzen Fußsohlen stehen kannst.

Mit dem Einatmen komme wieder hoch, ausatmend senke die Arme. Mit der nächsten Einatmung beginne neu, fahre fort in deinem eigenen Atemrhythmus.

Übe die Hocke aus dem Stehen auch mit einer anderen Frau oder dem Partner zusammen (s. Abb. S. 27). Haltet dabei so viel Abstand, daß die Arme sich strecken können. Öffnet ausatmend den Mund, und laßt mit der Silbe »Ma« Entspannung bis tief in den Beckenboden kommen.

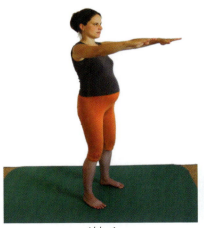

Abb. 1

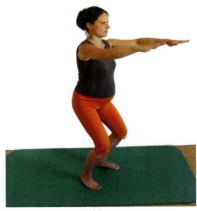

Abb. 2

Yoga für Schwangere

Schwangerschaft – eine tolle Phase im Frauenleben

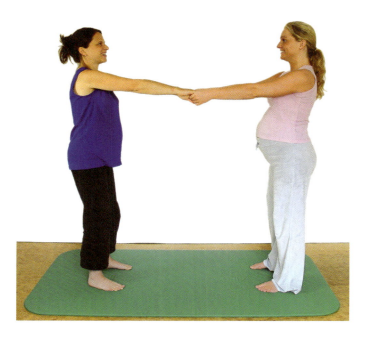

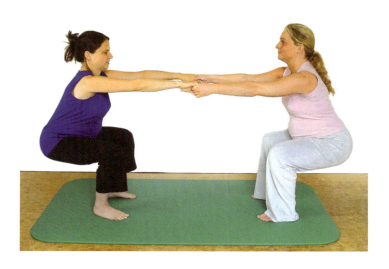

Yoga für Schwangere

Yoga für Schwangere

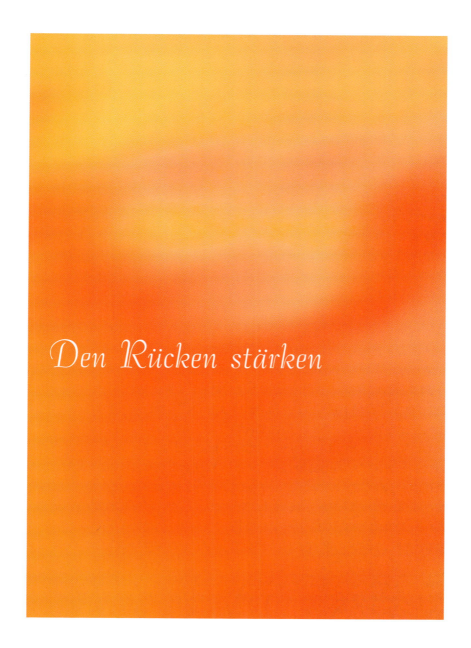

Den Rücken stärken

Den Rücken stärken

*A*n diesem Ort, an diesem Ort hier,
spüre ich, sie ist hier:
diese Kraft, diese Kraft,
diese Kraft, die Wunder schafft ...*

Was ist der Rücken? Ein funktionelles Gerüst? Eine notwendige Struktur, über die wir, wie über die Mauern des Hauses, in dem wir wohnen, kaum noch nachdenken? Eine lästige technische Abteilung unseres Körpers, die wir, da vernünftig und auf einem modernen Wissensstand, zähneknirschend trainieren und instandhalten?

Der Rücken fällt uns auf, wenn er sich anlehnen will, Streicheleinheiten braucht. Oder wenn er nach Ruhe verlangt und nach Entlastung schreit, uns durch Schwäche, Müdigkeit oder Schmerzen sagt, daß wir uns doch bitte auch einmal hinlegen sollen.

Wie liegt dein Rücken auf, gerade jetzt, während du diese Seiten durchstöberst? Wie hat er sich angelehnt, angeschmiegt, abgelegt? Kennst du ihn überhaupt? Kannst du die Knochen unterscheiden, die Rippen, die Schulterblätter, die Wirbel? Fühlst du die Muskeln im Taillenbereich, zwischen den Schulterblättern? Wo hört der Rücken auf, wo beginnt der Po? Warum heißt dieser untere Teil überhaupt Kreuzbein?

In der Schwangerschaft verändert sich die Körperstatik. Die Wirbelsäule, diese bewegliche Kette, die das Becken mit dem Kopf und den Schultern und Armen verbindet, wird von mehr oder weniger gut entwickelten Muskeln im Lot gehalten; kurze, kleine Muskeln, die tief innen direkt bei den Wirbeln ansetzen und dafür zuständig sind, daß wir uns aufrecht halten können. Wenn nun der zunehmende Bauch mit seinem Gewicht den Schwerpunkt nach vorn verlagert,

---

* Liedtext, wie ein Mantra, ein immer wiederholter meditativer Gesang der Selbstbestärkung. Ich habe Text und Melodie unbekannter Herkunft bei einem Seminar aufgegriffen und gebe es seit Jahren an begeisterte Mitsänger/innen weiter.

Yoga für Schwangere

Den Rücken stärken

wird die natürliche S-Form der Wirbelsäule noch verstärkt. Dabei rutschen die empfindlichen Lendenwirbel im Taillenbereich etwas näher zusammen, wodurch dieser mittlere Teil des Rückens weniger gestreckt und aufgerichtet ist.

Es kann sein, daß bewegliche Frauen sich nun nicht mehr so ausgewogen bewegen, sich von dem dicken Bauch in ein Hohlkreuz ziehen lassen: Es sieht dann aus, als wäre der Bauch herausgestreckt: Die Frau trägt ihn sozusagen vor sich her, wodurch das Baby weniger Bezug zu seiner Mutter bekommt. Die in dieser Haltung sowieso schon weichen Bauchmuskeln müssen dann die Aufrichtung allein stützen, und die Rückenmuskulatur zieht sich zusätzlich zusammen und verspannt sich.

Vielleicht bist du eine von den Frauen, die immer schon gerne Fitneßtraining betrieben haben, die sich bewußt in ihrem Körper bewegen, oder eines jener entspannten Naturtalente, die das faule, genüßliche Räkeln auf der Couch vorziehen? Wie auch immer, du wirst wissen, daß neben den Rückenmuskeln auch die Muskulatur der Beine, des Bauches und des Beckenbodens für eine aufrechte Haltung zuständig sind. Wenn all diese Muskeln kraftvoll und elastisch sind, also eine gute Spannkraft haben, halten sie unser Knochengerüst in Balance, und wir werden mit vorübergehenden großen Belastungen fertig, sei es ein schwerer Rucksack oder der dicke Bauch einer Hochschwangeren. Was aber tun, wenn sich schon ein Rückenschmerz eingestellt hat? Vielleicht ist der bekannte Schmerzkreislauf schon angesprungen: Ein schwacher oder überlasteter Muskel zieht sich zusammen, bleibt in einer Daueranspannung, das Gewebe, die ganze umliegende Körperregion, ist übersäuert und meldet dem Gehirn: »Hier ist Schmerz.« Unangenehme und frustrierte Gedanken schwirren durch deinen Kopf und im Versuch, dich zu schonen, bewegst du dich noch unausgewogener, der Zustand von Schwäche und Schmerz steigert sich.

In der Schwangerschaft sind all die genannten, rückenstärkenden Muskelgruppen nur bedingt trainierbar. Eine Anspannung der Bauchmuskeln sollte sogar ganz vermieden werden.

Den Rücken stärken

Symptome wie Schmerzen und Müdigkeit zeigen dir einen Weg zu dem, was dein Körper jetzt braucht. Suche dir Bewegungen und körperliche Betätigungen, die dir jetzt Freude machen, erfahre den sich verändernden Körper in lustvoller Bewegung. Anstrengende Sportarten und Muskelaufbau sind in anderen Lebensphasen wertvoll; jetzt orientiere dich an deinem momentanen Wohlbefinden.

Lerne deinen Rücken kennen. Die Wirbelsäule ist ein zentrales Thema im Übungssystem des Hatha-Yoga. Die Bewegungen und Haltungen schöpfen die möglichen Bewegungsrichtungen der Wirbelsäule aus. Wir dehnen uns aus und bewegen uns wie in einem kugelförmigen Raum nach oben und unten, vorn und hinten und zu beiden Seiten hin.

Den Rücken stärken

Das Langdehnen der Wirbelsäule

Der erste Schritt zum Kennenlernen des Rückens ist das Dehnen, das Spüren des Rückens in seiner ganzen Länge und Weite. Sanfte Dehnungen fördern die Durchblutung und Sauerstoffversorgung des Rückens. Dehnen ist eine Grundvoraussetzung, oft eine Vorbereitung für weitere Yoga-Positionen. Ob wir sitzen, stehen oder liegen, immer wieder strecken wir beim Yoga unsere Wirbelsäule, bringen so Raum und verbesserte Ernährung in das Gewebe der zwischen den Wirbeln sitzenden Bandscheiben, beleben und kräftigen die Rückenmuskeln und bauen eine wohltuende Spannung auf.

Probiere einmal folgendes aus: Strecke die Halswirbelsäule bis zum Hinterkopf nach oben, das Steißbein, das untere Ende der Wirbelsäule, drücke nach vorn unten – also beides von deiner Körpermitte weg. Stelle dir vor, wie du die Glieder einer beweglichen Kette auseinanderziehst. Spürst du eine Wirkung in der Mitte? Verlängert sich der Bereich der Taille?

Wenn in den Yoga-Übungen Arme und Beine ausgestreckt und gedehnt werden, so ist dies oft ein Weg, eine Hilfsbewegung, um vor allem den Innenraum, den Rumpf, speziell die Wirbelsäule, zu erreichen.

Ein köstliches Herantasten an deine Wirbelsäule erlebst du auch in den nachfolgend beschriebenen Katzenübungen: Durch die rhythmische Bewegung, verbunden mit bewußtem Atmen, entfaltet sich die Wirbelsäule in ihrer ganzen Lebendigkeit. Sie zeigt dir ihre wunderbare Elastizität, rollt ab wie die Glieder einer Kette und spannt sich auf wie ein langgezogener Bogen, der vom Steißbein bis zum Hinterkopf reicht.

Den Rücken stärken

❧ Dehnen in der Seitenlage

Lege dich auf die Seite, Arme und Beine leicht angewinkelt aufeinander; der Kopf ruht auf einem kleinen Kissen (Abb. 1).

Nun beginne das obenliegende Bein lang nach unten auszustrecken. Lege es wieder angewinkelt zurück auf das andere Bein und wiederhole die Bewegung mehrere Male (Abb.2; erleichterte Variante mit abgelegtem Fuß: Abb. 3).

Nimm dann das Dehnen des oben liegenden Armes dazu, so daß die ganze Körperseite einbezogen ist, die Handinnenfläche zeigt dabei nach unten.

Übe das gleiche auf der anderen Seite.

Beobachte deinen Atem in der Bewegung: Gibt es einen Rhythmus?
Ein möglicher Rhythmus ist: Beginne die oben liegende Seite während der Einatmung auszustrecken, lege ausatmend Arm und Bein wieder bequem zurück. Der Fuß des ausgestreckten Beines berührt den Boden.

Den Rücken stärken

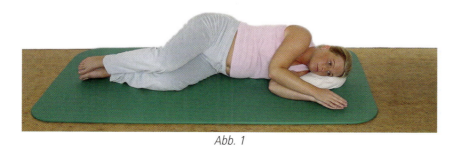

Abb. 1

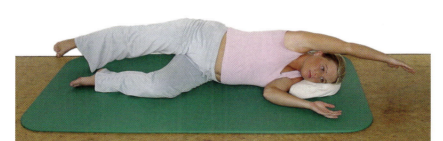

Abb. 2

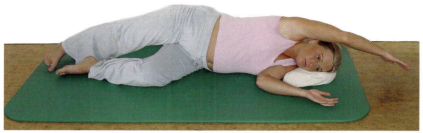

Abb. 3

Yoga für Schwangere

Den Rücken stärken

❦ Katze

Komme in den Vierfüßlerstand. Die Hände sind unter den Schultern aufgestützt, die Knie gut hüftbreit voneinander entfernt. (Abb. 1)
Bewege das Gesäß langsam nach hinten, der Kopf senkt sich dabei. (Abb. 2)
Wenn dir die Bewegung leichtfällt, lasse das Gesäß bis auf die Fersen sinken, Kopf und Unterarme auf den Boden. (Abb. 3)
Dann komme mit dem Brustbein voran wieder nach vorn, der Kopf hebt sich. (Abb. 3, 4)
Übe ohne Anstrengung, setze die Knie weit genug auseinander, so daß der Bauch und das Kind Platz haben.
Als Atemrhythmus empfehle ich: Gehe ausatmend nach hinten, gut auch mit einem Ton oder Summton, und tauche einatmend wieder auf.

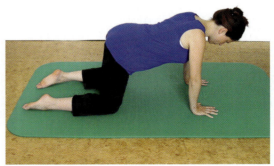

Abb. 1

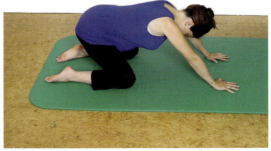

Abb. 2

Den Rücken stärken

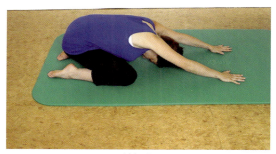

Abb. 3

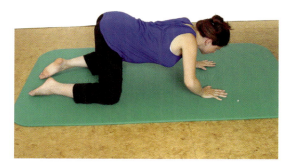

Abb. 4

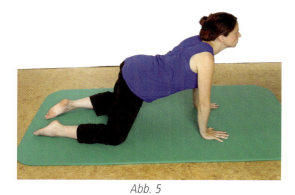

Abb. 5

Yoga für Schwangere

Den Rücken stärken

ॐ Katze in der Seitenlage

Lege dich ein wenig eingerollt in die Seitenlage, die Knie leicht angezogen, den Kopf in Richtung Brustbein geneigt, so daß die Wirbelsäule einen langgezogenen Bogen bildet. (Abb. 1)

Bewege während der Einatmung Knie und Ellbogen voneinander weg, Arm und Bein strecken sich nach und nach und dürfen soweit nach hinten gehen, daß die Vorderseite des Körpers lang gedehnt wird. Folge mit dem Blick der Bewegung der Hand, so daß der Kopf sich mitbewegt. (Abb. 2)

Rolle dich ausatmend wieder ein.

Den Rücken stärken

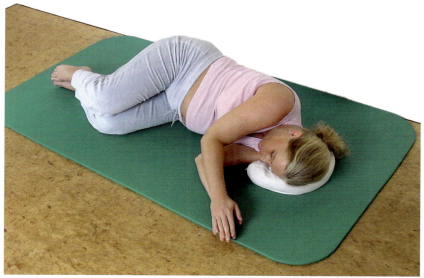

Abb. 1

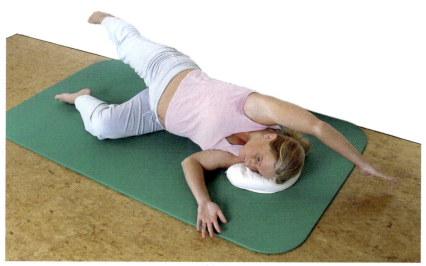

Abb. 2

Yoga für Schwangere

Den Rücken stärken

❄ Diagonale Dehnung aus dem Vierfüßler

Hebe aus dem Vierfüßlerstand (siehe Abb. 1 S. 36) einen Arm waagerecht nach vorn und dehne ihn, das gegenüberliegende Bein waagerecht nach hinten.

Zurück auf vier »Füßen« entspanne Bauch und Gesicht; übe die andere Seite. Bewege das Schulterblatt mit nach vorn. Dehne den Arm bis in die Fingerspitzen hinein. Dehne Hüfte, Bein, Fußrücken, Fußzehen nach hinten. (Abb. 1)

Zur Atmung: Gehe ausatmend in die Dehnungen hinein, schicke dabei die Kraft aus der Rückenmitte heraus in Arm und Bein.

Erleichterte Variante:

Setze die Fußzehen des ausgestreckten Beines auf dem Boden auf. (Abb. 2)

Den Rücken stärken

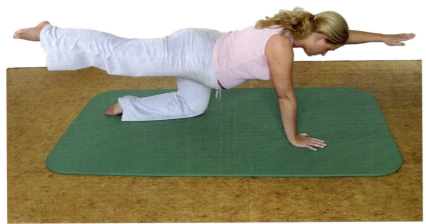

Abb. 1

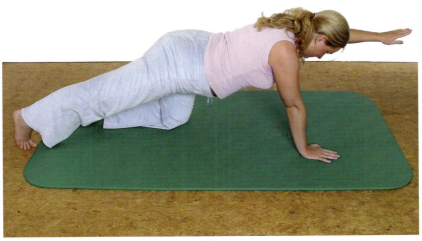

Abb. 2

Yoga für Schwangere

Den Rücken stärken

◌ℬ Berg

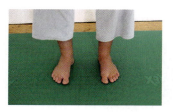

Stehe hüftbreit, die Füße parallel und fest am Boden, die Knie nicht ganz durchgedrückt.
Lasse das Steißbein nach vorn und unten sinken, halte leicht Spannung in den Gesäßmuskeln.
Lasse das Brustbein nach vorn oben spüren, die Schultern nach hinten und unten sinken.
Strecke den Nacken, indem du den Hinterkopf leicht nach oben ziehst. Spüre dich in dieser Grundposition: Stehe mit Füßen, Beinen und Becken fest und stabil wie ein Berg; atme und schaue frei und leicht wie auf einem Berg stehend.
Löse diesen bewußten Stand wieder auf, stehe natürlich und entspannt.

Den Rücken stärken

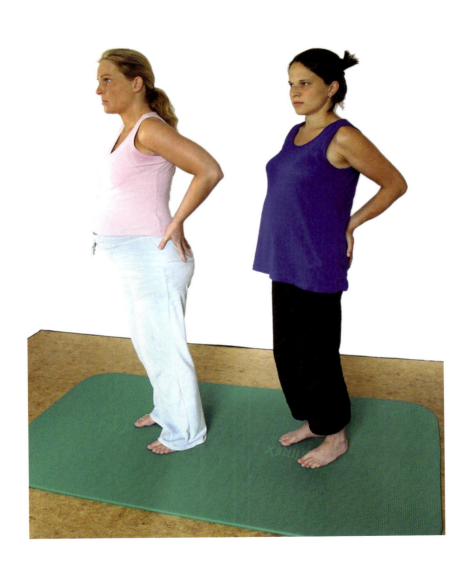

Yoga für Schwangere

Den Rücken stärken

☙ Dehnen im Stehen mit dem Rücken an der Wand

Lehne dich mit Rücken und Hinterkopf an eine Wand, die Fersen haben ca. 10 cm Abstand dazu. (Abb. 1)

Bringe beide Arme nach vorn und dann nach oben, so daß auch die Handrücken die Wand berühren. (Abb. 2, 2a)

Stelle dir eine Stange vor, an der du hängst. Lasse die Handrücken dort oben »kleben«, während die Knie etwas nachgeben, das Steißbein nach unten sinkt.

Lasse die Wirbelsäule im Nacken und im Rücken länger werden und etwas näher zur Wand kommen. (Abb. 3, 3a)

Den Rücken stärken

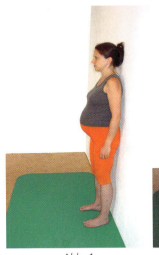
Abb. 1

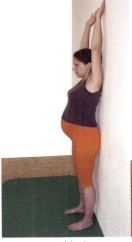
Abb. 2

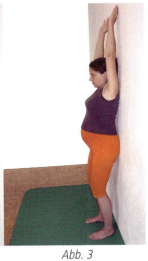
Abb. 3

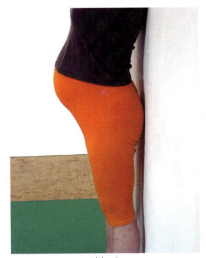
Abb. 2a

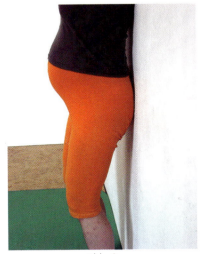
Abb. 3a

Yoga für Schwangere

Den Rücken stärken

✿ Palme

Stehe in einer stabilen Ausgangsstellung und lege die Hände unter dem Bauch wie eine Schale ineinander. (Abb. 1)

Bringe die Arme langsam im weiten Halbkreis über die Seiten nach oben. (Abb. 2)

Während Bauch, Flanken, Rücken, Arme nach oben wachsen, lasse das Steißbein nach unten sinken, gib mit den Fersen und Fußballen leichten Druck in den Boden hinein. Verwurzle dich mit den Füßen im Boden.

Verweile in der Dehnung, die Arme schulterbreit voneinander entfernt, die Handinnenflächen zeigen zueinander. Halte dabei die Schultern weit, lasse sie in der Dehnhaltung nach unten sinken. (Abb. 3)

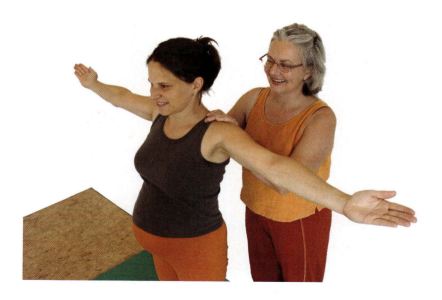

Den Rücken stärken

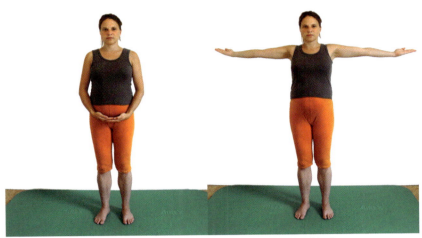

Abb. 1   Abb. 2

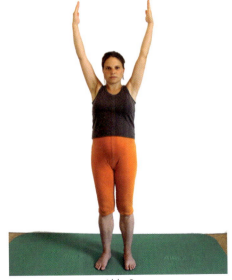

Abb. 3

Yoga für Schwangere

Den Rücken stärken

Rückwärtsbeugen

Rückwärts gebeugte Körperhaltungen sind das I-Tüpfelchen im Yoga. Ja, erlaube dir, jetzt schon einmal am Sahnehäubchen zu schlecken, auch wenn du noch nicht den ganzen Kuchen kennst! Dafür lohnt es sich auch, wenn du dich ganz aufrecht hinsetzt und die Brust herausstreckst. Die üppig gewordenen, vollen Schwangerenbrüste verdienen es, einmal beachtet zu werden!

Wenn du die Katzenübungen schon ausprobiert hast, hast du schon eine Ahnung, wie sich ein gedehnter Brustkorb anfühlen kann. Das Geheimnis dabei ist, an die Brustwirbelsäule heranzukommen, diesen Teil des Rückens, den du sonst vielleicht nur spürst, wenn er in sich zusammengesunken und rund geworden ist, oder wenn schmerzhafte Verspannungen zwischen den Schulterblättern nach Zuwendung rufen.

Die Brustwirbel sind von Natur aus wenig beweglich, und das paßt auch zur Aufgabe des Brustkorbes, nämlich unseren lebenswichtigen Organen Lunge und Herz Schutz zu geben. Das heißt aber nicht, daß wir uns deshalb einigeln oder einen Panzer anlegen sollten. Spätestens jetzt, wenn im Laufe der Wochen der Bauch wächst und der Magen nach oben gedrückt wird, verlangen die Lungenflügel nach einer vollen Ausschöpfung ihrer Kapazität.

Nun lege einmal eine Hand auf das Brustbein – das ist in der Mitte des Dekolletés, da, wo der Ansatz des Busens zu spüren ist –, und lasse diesen Knochen nach oben wachsen, weiter vom Schambein weg. Wenn du jetzt noch die Schultern nach hinten und das Kinn nach oben bewegst, bist du in einer Rückwärtsbeuge.

Tatsächlich werden in den Rückwärtsbeugen die Muskeln im oberen Rücken zusammengezogen, also trainiert und aufgebaut. Die Brustwirbel werden dabei einmal ganz entgegengesetzt zu ihrer üblichen Alltagshaltung bewegt, die meist von Belastung und schwerem Tragen geprägt ist.

Den Rücken stärken

Die hier vorgestellten Bogenübungen sind Abwandlungen der Yoga-Haltung Bogen, über die Swami Radha, eine weise alte Dame des Yoga, schrieb: »Um allen Anforderungen dieser Asana (Haltung/Körperübung) gerecht zu werden, ist Flexibilität, vor allem eine biegsame Wirbelsäule, erforderlich. Diese Flexibilität muß durch Kraft im Gleichgewicht gehalten werden. Die bei dieser Übung erforderliche Anspannung und die darauf folgende Entspannung erzeugen ein Wechselspiel der Kräfte und sind nicht voneinander zu trennen. Man akzeptiert bei dieser Stellung die gegensätzlichen Positionen, indem man Kopf und Füße nach hinten beugt, ... so daß der Hals (die Kehle), der Sitz des Eigenwillens, ungeschützt und äußerst verwundbar ist. Symbolisch gesehen ist der Bogen zugleich männlich und weiblich, er vereint die Gegensätze von Kraft und Flexibilität, Spannung und Hingabe.«[*]

Nähere dich diesem spannenden Thema spielerisch, mache deine eigenen Erfahrungen!

---

[*] Swami Sivananda Radha: Geheimnis Hatha-Yoga, Symbolik – Deutung – Praxis. Ein ungewöhnliches Yoga-Buch, da es vor allem die Mythen, Bilder und Geschichten aufgreift, Anregungen gibt zum Phantasieren und Reflektieren während der Körperübungen.

Den Rücken stärken

∅ Aufgerichteter Bogen

• dynamische Variante

Beginne im Kniestand. Die Fußrücken, Schienbeine und Knie tragen jetzt das Gewicht. Bewege Steißbein und Schambein ein wenig nach vorn, halte in den Gesäßmuskeln eine leichte Spannung. (Abb. 1)

Jetzt lege die Hände auf die Nieren, und bewege die Ellbogen nach hinten. Schaue dabei nach oben, und hebe auch das Brustbein nach vorn oben. (Abb. 2)

Bringe Ellbogen und Kopf wieder zurück, und beginne neu, laß die Bewegungen fließen. (Abb. 3)

Nach einigen Malen Rückgratbeugen beende die Übung. Setze dich auf ein dickes Kissen. Spüre der Brustdehnung nach. Ist der Atem tiefer? Konnten sich Spannungen in Schultern und Nacken lösen? Lasse die Schultern nach hinten und unten und außen sinken.

Atmung: Übe, so daß du beim Einatmen nach hinten gehst, beim Ausatmen zurückkommst. Übe ohne Anstrengung, mache die Bewegung gerade so intensiv, wie es dein Einatmen ermöglicht.

• statische Variante

Komme in den Kniestand.

Hebe jetzt das Brustbein weiter nach oben, während du Schultern und Kopf leicht zurücklehnst.

Verweile einige Atemzüge lang in dieser Position, und behalte die Länge im mittleren Rücken bei.

Spüre nach, auf den Fersen oder auf einem Kissen sitzend. Hat sich die Atemkapazität im Brustkorb erhöht?

Den Rücken stärken

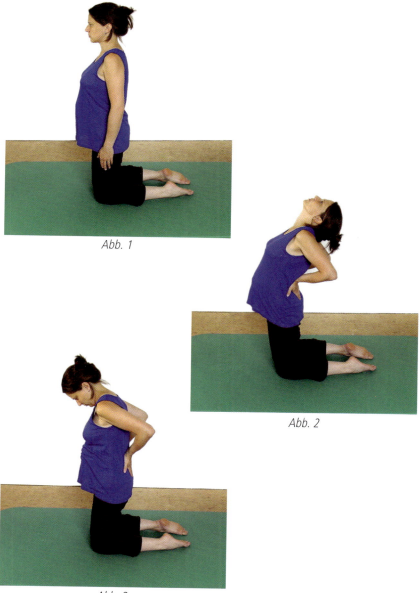

Abb. 1

Abb. 2

Abb. 3

Den Rücken stärken

ೂ Bogen in der Seitenlage

Übe zuerst das Dehnen in der Seitenlage (S. 34).
Dehne nun das obenliegende Bein lang, bringe es weiter nach hinten, beuge das Knie, lasse den Fuß in Richtung Gesäß zeigen. Führe den oben liegenden Arm jetzt nach hinten unten, und fasse den Fuß. (Abb. 1)
Räkle dich in dieser Bogenhaltung, erspüre, wo eine angenehme Dehnung entsteht. Kann das Knie noch ein wenig weiter nach hinten? Der Fußrücken etwas weiter vom Gesäß weg? (Abb. 2) Nimm wahr, wie die Schulter nach hinten gezogen und der Brustbereich gedehnt wird.
Dann entspanne, und spüre in der leicht eingerollten Seitenlage nach. (Abb. 3)
Übe die andere Seite, und spüre auch hier nach.

Den Rücken stärken

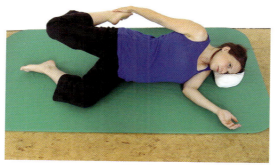

Abb. 1

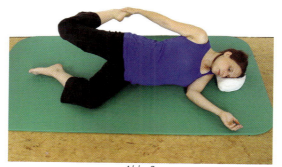

Abb. 2

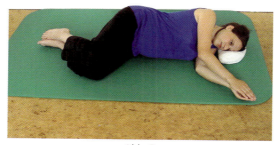

Abb. 3

Yoga für Schwangere

Den Rücken stärken

Vorwärtsbeugen

Nach jedem Sonnenaufgang folgt ein Sonnenuntergang, dem Tag folgt die Nacht – und oft sehnen wir uns schon am Tag nach der Nacht, der Zeit der Ruhe. So wie in der Katzenübung dem Auftauchen und Nach-vorne-Schauen unweigerlich die Rückzugsbewegung folgt, so folgt im Yoga den rückwärts gebeugten Positionen stets ein Ausgleich, eine Gegenübung.

Vorbeugen meint eine Bewegung aus der Hüfte heraus nach vorn, wobei die gesamte Rückseite unseres Körpers einbezogen ist. So gelingt es, in den unteren Rücken, in die Lendenwirbel und das Kreuzbein Länge und Weite zu bringen.

Was bedeutet das Kreuzbein für unser Leben? Warum wird der Ischiasnerv, der neben dem Kreuzbein entspringt, auch Lebensnerv genannt? Der lateinische Name des Kreuzbeins »Sacrum«, das Heilige, deutet sogar auf einen heiligen Bezirk in unserem Körper hin!

Gehe einmal mit den Händen zum unteren Rücken, streiche einige Male großflächig mit den Händen von der Taille abwärts bis zum Steiß, als wolltest du den Rücken verlängern. Dann streiche den unteren Rücken in die Breite, setze immer wieder am Kreuzbein an, und schiebe nach außen zu den beiden Gesäßseiten.* Spüre nach. Bewegt sich das Kreuzbein? Bekommst du eine Idee davon, daß hier bei jedem Atemzug etwas geschieht, daß die Körperzellen in dieser festen Knochenplatte leben?

Oder im Gehen: Lasse einmal das Becken bei jedem Schritt schwenken, schwingen – spür das Kreuzbein als Kreuzung im Körper, als Schwerpunkt, Mittelpunkt, von wo alle Bewegung ausgeht! Wo anders als in dieser Körperregion sollte neues Leben gedeihen? Heil sein, ganz sein entsteht von allein, wenn wir uns mit diesem Mittelpunkt verbinden.

Innen vor dem Kreuzbein liegt die Gebärmutter, Quell allen Lebens. Wenn das

---

* Eine Übung aus der Atemtherapie nach Ilse Middendorf, die ich von der Atemtherapeutin Margit Seeling übernommen habe, und seit Jahren in das Yoga integriere.

Den Rücken stärken

Baby wächst, dehnt sie sich nicht nur nach vorn und oben aus, sondern in alle Richtungen. Auch das Kreuzbein und das Iliosakralgelenk (die Verbindungsstelle zwischen Kreuzbein, also Wirbelsäule, und den Beckenknochen links und rechts) dehnen sich aus. Wie intelligent von Mutter Natur, daß sich durch die Schwangerschaftshormone mehr Flüssigkeit in den Zellen befindet, also auch mehr Flexibilität in all den Gewebeschichten von Bändern, Sehnen, Knorpeln und Gelenken! Das Becken bereitet sich selbst auf die Geburt vor. Diesen natürlichen Prozeß unterstützen und erleichtern wir durch die Vorbeuge-Übungen.

Die nachfolgend beschriebene Vorbeuge in gegrätschter Sitzhaltung ist eine Übung, die mit der klassischen Yoga-Haltung »Pachimotanasana«, d.h. Dehnung des Westens, verwandt ist – der Westen: ein bildlicher Ausdruck aus der indischen Kultur für die Rückseite unseres Körpers. Wir sinken wie die untergehende Sonne in die Zeit der Erholung hinein, aber auch in die Nachtzeit, in der so manches noch Unverarbeitete aufwallt. »Diese so simpel erscheinende Übung stärkt nicht nur den physischen Rücken, sondern schützt auch. Zugleich weckt sie Unbewußtes. In unserer Rückenmuskulatur sind oft alte Verletzungen, Traurigkeiten verborgen, in den Zellen gespeichert. Mit dieser Basisübung können wir behutsam einen Zugang zu körperlichen oder auch seelischen Wunden finden und unsere Therapie selbst in die Hand nehmen.«[*]

Die Dehnung der Körperrückseite bezieht auch über den Rücken hinaus die Rückseiten der Beine mit ein. Wann immer möglich, halte in den Vorbeuge-Übungen die Fersen weggedehnt, so daß die oft verkürzten rückseitigen Beinmuskeln langsam mitgedehnt werden. Diese aktive Übungsweise stärkt nicht nur den Rücken, sondern erleichtert auch wieder das äußere und innere Loslassen nach der Übung.

Ebenso erfährt die Nierengegend in dieser Haltung einen Impuls. Wer sich mit Akupunktur oder Shiatsu beschäftigt hat, weiß, daß auf der Rückseite unseres

---

[*]Ohlig, Adelheid: Yoga mit den Mondphasen. Adelheid ist Begründerin des Luna-Yoga. Von ihr habe ich viel Anregung und Unterstützung erfahren.

Den Rücken stärken

Körpers der Blasenmeridian abwärtsfließt, der für das Loslassen überflüssiger Anspannung zuständig ist. Wie oft in den Yoga-Übungen regen wir durch Dehnen eine Energiebahn, einen Funktionskreis (hier den Blase-Niere-Funktionskreis) im Körper an, noch lebendiger zu arbeiten. — Wenn wir während oder nach den Yoga-Übungen häufiger zur Toilette gehen müssen als sonst, ist das ein sinnvoller Nebeneffekt.

Vorbeuge im Stehen

• dynamische Variante

Für diese Übung brauchst du einen Stuhl, den du mit der Lehne zu dir etwa einen Meter vor dich stellst.

Stehe hüftbreit, bringe beide Arme nach vorn und dann nach oben. Beuge dich dann mit langem Oberkörper gerade aus der Hüfte heraus nach vorn und lege die Hände auf der Stuhllehne ab. (Abb. 1 – 3)

Nun beuge die Knie leicht. Bringe beide Hände nach hinten, und lege sie locker auf den unteren Rücken, drücke die Füße kräftig in den Boden hinein, hebe den Kopf, und komme dadurch allmählich wieder hoch zum Stehen. (Abb. 4)

Beginne den Zyklus neu.

Möglicher Atemrhythmus: Einatmend die Arme heben, dann ausatmend mit einem offenen »O« nach vorn, einatmend die Hände auf den Rücken und aufrichten, ausatmen.

Den Rücken stärken

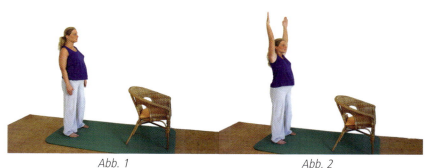

Abb. 1   Abb. 2

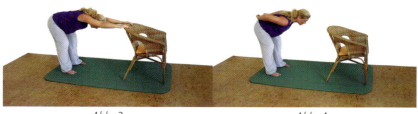

Abb. 3   Abb. 4

- *statische Variante*

Verweile in der Vorbeuge, die Hände auf die Stuhllehne gelegt, mindestens schulterbreit voneinander entfernt, die Füße gut hüftbreit, die Fußaußenkanten parallel zueinander.

Dehne in den Kniekehlen nur sehr behutsam. Strecke jetzt langsam das Gesäß noch weiter nach hinten, und spüre, wie der untere Rücken, ja die gesamte Rückseite des Körpers sich dehnt.

Spüre der Übung in einer bequemen Sitzhaltung nach, z.B. mit dem Rücken an der Wand sitzend.

Den Rücken stärken

☙ Hocke

Lasse dich in einer tiefen Hocke nieder, die Fersen dürfen vom Boden hochkommen. Eine gefaltete Decke unter den Fersen macht die Hocke bequemer. Bring die Arme zwischen die Knie, öffne die Oberschenkel, die Arme können die Knie weit auseinanderdrücken. (Abb. 1)

Verweile einige Atemzüge, schaukele sanft beim Einatmen nach vorne – die Hände dürfen dich am Boden noch zusätzlich unterstützen.

Beim Ausatmen bringe das Gewicht mehr auf die Fersen. Lasse das Becken sinken, lasse dich mehr nieder. (Abb. 2)

Spüre die Dehnung und Beatmung im Beckenboden und im untersten Teil des Rückens.

Wenn du willst, verweile in der Hocke. (Abb. 3)

Erleichterung, vor allem bei Krampfadern: sich an einer Stange oder einem Tisch festhaltend, aus dem Stehen immer wieder neu in die Hocke niederlassen.

Alternative für das Allein-Üben zu Hause: sich am Rand der Badewanne festhalten. (Abb. 4)

Variante zu zweit:

Hier könnt ihr durch den Dehnzug die Wirkung noch mehr auskosten. (Abb. unten)

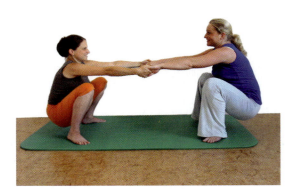

Den Rücken stärken

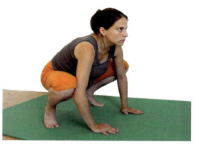

Abb. 1

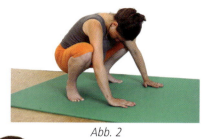

Abb. 2

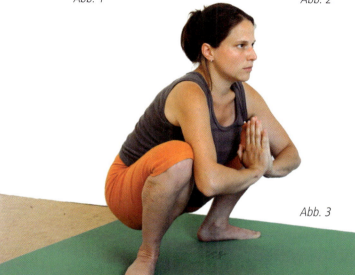

Abb. 3

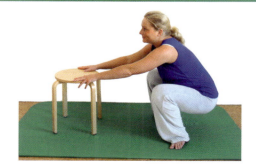

Abb. 4

Yoga für Schwangere

59

Den Rücken stärken

❦ Vorbeuge im Sitzen

Setze dich etwas erhöht hin, z.B. auf ein Kissen, grätsche die Beine, und dehne sie bis in die Fersen hinein, die Kniescheiben zeigen nach oben.

Stütze die Hände oder Fingerkuppen zunächst neben dem Gesäß auf, und richte dich auf, Wirbel für Wirbel, von den Sitzknochen bis zum Scheitelpunkt. (Abb. 1)

Dann wandere mit den Händen auf den Oberschenkeln in Richtung Knie, der Oberkörper geht dabei lang und gerade aus der Hüfte heraus nach vorne. (Abb. 2)

Halte dich mit den Händen an den Beinen da fest, wo du leicht hinkommst, beuge die Ellbogen leicht.

Verweile einige Atemzüge lang, bewege dabei beim Einatmen den Brustbereich mehr nach vorn. Entspanne bei jeder Ausatmung den unteren Rückenbereich, das Gesäß. (Abb. 3)

Richte dich wieder auf, schließe die Beine, setze dich mit dem Rücken an der Wand aufrecht und entspannt hin. Spüre in den unteren Teil des Rückens hinein. Spürst du dort die Bewegung des Atems?

Den Rücken stärken

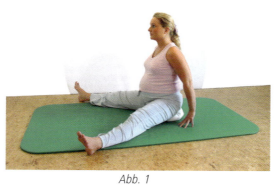

Abb. 1

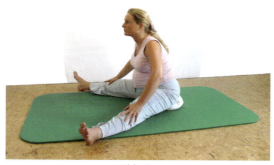

Abb. 2

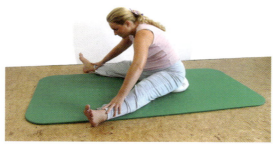

Abb. 3

Yoga für Schwangere

Den Rücken stärken

❧ Asymmetrische Vorbeuge im Sitzen

Setze dich in dieselbe Ausgangsstellung wie in der vorhergehenden Übung. Ziehe dann das linke Bein heran wie im Schneidersitz, und wende dich leicht nach rechts, so daß dein Blick in Richtung rechter Fuß geht. (Abb. 1)

Bringe die Arme nach oben, dehne dich, wobei das Gewicht auf beide Gesäßseiten verteilt bleibt.

Gehe dann aus der Hüfte heraus mit langgestrecktem, geradem Rücken nach vorn, mit dem Bauch innen am ausgestreckten Bein vorbei.

Lasse die Arme sinken, und stütze dich mit den Fingerkuppen links und rechts des rechten Beines ab. (Abb. 2)

Atme und verweile, lasse den Kopf etwas sinken, entspanne in der linken, gedehnten unteren Rückenseite. (Abb. 3)

Entspanne dich anschließend in einer bequemen Sitzhaltung, dann mach die Übung mit der anderen Seite.

Den Rücken stärken

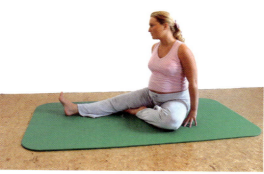

Abb. 1

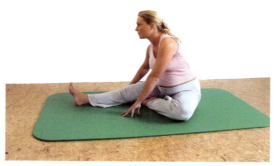

Abb. 2

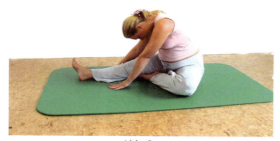

Abb. 3

Yoga für Schwangere

Den Rücken stärken

Die Seiten dehnen

Die Außenseiten des Körpers zu dehnen und zu beugen bringt eine Aktivierung der Muskeln mit sich. Die Muskelstränge von den Füßen über die Beine bis zu den Hüften werden in ihrem Zusammenspiel angeregt und gekräftigt. Über die Dehnung der Bauchaußenseiten erfahren auch die Bauchorgane, vor allem Leber und Galle, einen stoffwechselanregenden Impuls. Besonders effektiv und in der Wirkung deutlich spürbar ist die atemvertiefende Dehnung in den Seiten sowie in den Zwischenrippen- und Atemhilfsmuskeln.

Bei dieser Bewegungsrichtung haben wir es mit asymmetrischen Übungen zu tun. Sie ermöglichen es uns, die linke und die rechte Körperhälfte einzeln kennenzulernen sowie jede ganz individuelle Unterschiedlichkeit in der Muskelspannung, in der Beweglichkeit, in der Kraft wahrzunehmen.

Gerade die Halbmond-Übung ist wunderbar dazu geeignet, Einfühlsamkeit für sich selbst zu entwickeln. Das Dehnen und Öffnen der rechten Seite erinnert an den zunehmenden Halbmond: Sie stärkt die Bereitschaft, sich der Fülle des Lebens immer mehr zu öffnen, neue Eindrücke aufzunehmen, zu gedeihen und zu wachsen.

Wenn wir danach die linke Körperseite dehnen, entsteht das Bild eines abnehmenden Mondes; wir tasten uns an die oft empfindsame Herzseite heran, spüren nach innen, verfeinern unsere Wahrnehmung für eigene, versteckte Besonderheiten.

Bewegungen in die Seiten hinein drücken auch aus, daß wir uns erweitern wollen, mehr Raum in der Welt einnehmen wollen. Sie bieten uns viele Möglichkeiten, die Rückenseiten, beide Schultern, beide Beckenseiten zu erforschen und die Ausgewogenheit und Balance zwischen beiden Seiten neu zu finden. Das ist ganz praktisch anatomisch gemeint, aber auch darüber hinaus: Wir bringen unsere aktive und unsere passive, unsere rationale und unsere intuitive Seite ins Lot.

Den Rücken stärken

Im Yoga gibt es ein ausgefeiltes System von Energiekanälen im menschlichen Körper, das in vielem mit den modernen medizinischen Erkenntnissen übereinstimmt. Dazu gehört das Bild, daß die rechte Körperseite von der linken Gehirnhälfte regiert wird – die Seite, die für Verstand, Logik, gezieltes Handeln zuständig ist – und die linke Körperseite von der rechten Gehirnhälfte – die Arreale, in denen Phantasie, räumliches Denken und intuitive Koordination gespeichert sind.

Da wir ja beim Beugen zur Seite auch den Kopf neigen, trainieren wir nicht nur den Bewegungsapparat, sondern geben auch dem Gehirn jeweils unterschiedliche Impulse und Schwerpunkte.

Den Rücken stärken

❧ Flankendehnung im Sitzen

Setze dich in eine bequeme und aufrechte Ausgangshaltung. (Abb. 1)
Hebe einen Arm weit nach außen, bewege auch Schulterblatt und Schulter mit nach außen. (Abb. 2)
Dehne den Arm weit nach oben, bringe zugleich die Hüfte auf dieser Seite sanft nach unten. Verweile einige Atemzüge lang. (Abb. 3)
Komme zurück, spüre nach, und übe die andere Seite.

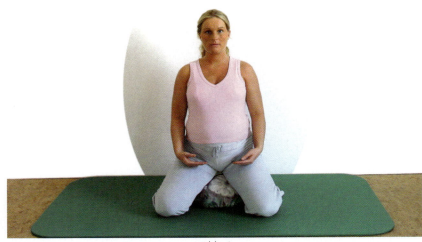

Abb. 1

Den Rücken stärken

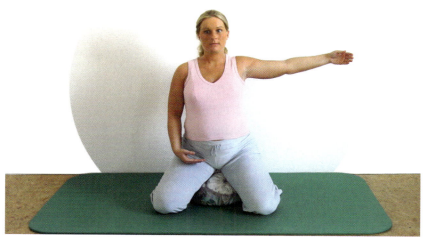

Abb. 2

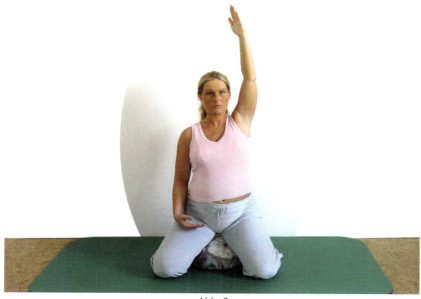

Abb. 3

Yoga für Schwangere

Den Rücken stärken

☙ Halbmond

Stelle dich in einer stabilen, symmetrischen Ausgangsposition hin. (Abb. 1)
Hebe einen Arm weit nach außen, bewege auch Schulterblatt und Schulter mit nach außen. (Abb. 2)
Dehne den Arm weit nach oben, während du den Fuß auf der selben Seite sogar noch deutlicher in den Boden sinken läßt. (Abb. 3)
Jetzt schiebe die Hüfte seitlich nach außen; während du fest auf beiden Füßen stehen bleibst, die Nase immer nach vorn zeigt, entsteht die Seitenbeuge in der Flanke von selbst. Lasse die andere Schulter entspannt. (Abb. 4)
Dehne dich wieder nach oben, und komme zurück. Spüre nach, und übe die andere Seite.

Vorschlag zum Atemrhythmus für das dynamische Üben: • *Einatmend:* einen Arm nach außen und oben. • *Ausatmend:* Hüfte rausschieben. • *Einatmend:* wieder nach oben dehnen. • *Ausatmend:* zurück. Bei nächster Einantmung mit der anderen Seite beginnen.

Übe den Halbmond auch statisch, also indem du einige Atemzüge in der Position verweilst.

Den Rücken stärken

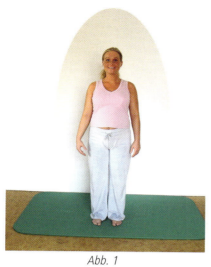

Abb. 1

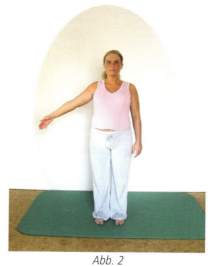

Abb. 2

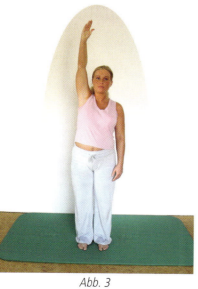

Abb. 3

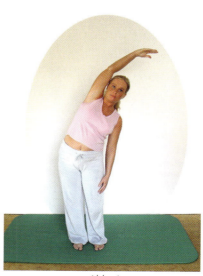

Abb. 4

Yoga für Schwangere

Den Rücken stärken

ଓଃ Dreieck mit dem Rücken an der Wand

Stelle dich in der Grätsche dicht an die Wand, wobei die Beine höchstens so breit auseinander wie deine Beine lang sind. (Abb. 1)

Richte dich mit Rücken und Gesäß symmetrisch an der Wand aus. Stelle die Fußaußenseiten parallel, die Füße fest auf dem Boden.

Bewege das Steißbein leicht nach vorn, so daß Leisten und Unterbauch sich dehnen.

Drehe den rechten Fuß nach außen, so daß er parallel zur Wand steht, den linken Fuß leicht einwärts. Stelle wieder möglichst viel Wandkontakt mit beiden Rücken- und Gesäßseiten her. (Abb. 2)

Setze die linke Hand in die Hüfte. Hebe den rechten Arm in Schulterhöhe nach außen, führe ihn langsam weiter nach außen und dehne den langen Oberkörper weit nach rechts. (Abb. 3)

Lehne dich wieder mit Rücken und Hinterkopf an der Wand an, lasse den rechten Arm sinken. (Abb. 4)

Komme zurück in die Ausgangsposition, spüre nach, und übe die andere Seite.

Den Rücken stärken

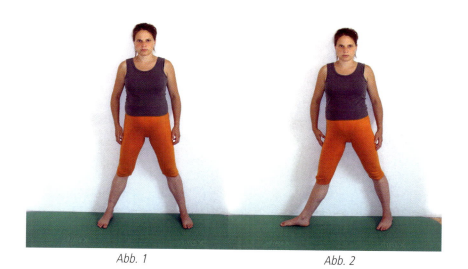

Abb. 1   Abb. 2

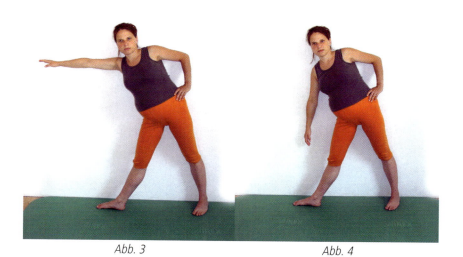

Abb. 3   Abb. 4

Yoga für Schwangere

Den Rücken stärken

Drehübungen

Drehbewegungen sind besonders heilsam, oft lindern sie akute Rückenschmerzen sofort.

Da wir diese Bewegungen mit verschiedenen Schichten der Rückenmuskeln zugleich ausführen, kommen wir an die Reserven der tiefer liegenden Stützmuskeln heran. Deren Eigenart, sich nur bei hoher Sauerstoffversorgung bewegen zu wollen, kommt auch den anderen Gewebeschichten zugute. Denn durch die im Yoga übliche langsame Bewegung entsteht eine bessere Versorgung; frisches, sauerstoffreiches Blut wird auch in möglicherweise verspannte Muskeln befördert. Das Zusammenspiel zwischen den Stützmuskeln an der Wirbelsäule und den an der Oberfläche liegenden Arbeitsmuskeln kommt wieder in Gang.

Die Körperzellen in Muskeln, Knorpeln, Knochen und Nervenfasern machen hierbei neue Erfahrungen. Unser ganzes Skelett und damit unsere ganze Haltung bekommen die Chance, überflüssiges Festhalten von Muskelspannung, selbstbeschränkende Bewegungsmuster oder eine zusammengezogene Körperhaltung zu überwinden.

In Drehübungen im Stehen kannst du dich mit deiner Orientierung im Raum auseinandersetzen und deinen eigenen Bewegungsradius bewußter wahrnehmen.

Drehungen im Liegen, also die Krokodilübungen, laden dagegen ein, sich ganz unkontrolliert der Eigendynamik einer fließenden Bewegung zu überlassen. Hier fällt es besonders leicht, freies Aufatmen zuzulassen; du kannst dich wie ein Wassertier bei einem liegenden Tanz räkeln und Phantasiebilder vor deine geschlossenen Augen kommen lassen.

Die Entwicklungsphase der Wassertiere – Fische und Reptilien – steckt uns allen in den Genen. Diese alten Gattungen des Evolutionsprozesses, die es lange vor den Säugetieren gab, berühren wir während der embryonalen Entwicklung. Denke doch nur an dein Baby, das im Fruchtwasser schwimmt, und lan-

Den Rücken stärken

ge bevor Kopf und Gliedmaßen ausreifen, schon eine entwickelte Wirbelsäule hat.

Die Wirbelsäule, einschließlich des »Reptiliengehirns« – dieses alten Hirnteils, der direkt am oberen Ende der Wirbelsäule sitzt und für unsere überlebenswichtigen Reflexe zuständig ist –, stellt also so etwas wie eine Grundkraft für unsere Vitalität dar, von der alle Entwicklungs- und Bewegungsmöglichkeiten ausgehen. Diese Grundkraft nähren und reaktivieren wir besonders durch die Drehübungen.

Wenn du Drehbewegungen auf eine weiche Art übst, sie geradezu träge wie Bewegungen im Wasser ausführst, dann bieten sie dir eine kinderleichte Möglichkeit, dich während der Schwangerschaft, wo du die Ernährerin, das »Meer«, für ein neues Lebewesen bist, selbst an den Strom des Lebens anzuschließen. Die natürliche Erholungsfähigkeit, die durch unsere Lebensweise empfindlich gestört sein kann, kommt wieder in Gang. Solche Übungen fördern das Vertrauen darauf, daß jedes Lebewesen seinen Platz in der Natur hat und alle Möglichkeiten zur Entfaltung in sich trägt.

Wenn sich während der Drehbewegungen die Rückenmuskeln lockern und entspannen, erfahren wir, daß Entspannung nicht nur das Beseitigen eines negativen Zustandes ist, sondern sich dabei Wohlgefühl, mehr Lebendigkeit und Lebenslust einstellen.

Wenn wir unsere Wirbelsäule spiralartig aufdrehen, vollziehen wir ein Grundmuster, eine Grundform nach, die in der Natur vielfach vorkommt, schon in jeder Zelle, in jedem Gen.

Die alten Yogis, besonders die Tantriker des indischen Mittelalters, zeichneten Bilder von zwei sich um die Wirbelsäule herumwindenden Spiralen, die sie als den Sonnen- und den Mondkanal im Menschen verstanden, während die Wirbelsäule selbst als das zentrale Gefäß für die Lebensenergie betrachtet wurde und wird.

Das erinnert an unser heutiges Wissen vom zentralen und autonomen Nerven-

Den Rücken stärken

system. Durch die Wirbelsäule fließen die Leitungen zum Bewegungsapparat, so daß unser Kopf die Bewegungen steuern kann. Andere Nervenbahnen, die an der Wirbelsäule austreten, versorgen die inneren Organe und bestimmen das passende Maß an Spannung oder Entspannung.

All diese Funktionen sind angesprochen, wenn wir beispielsweise eine so komplexe Übung wie das Krokodil aus der Seitenlage ausführen. Wir trainieren unsere Koordinationsfähigkeit und stimulieren all die tätigen Nerven entlang der Wirbelsäule.

‿ Das Krokodil aus der Rückenlage

Lege dich auf den Rücken, und stelle die Füße auf. Breite die Arme in Schulterhöhe aus. (Abb. 1)

Lasse ausatmend beide Knie nach links sinken, so weit, wie es dir leichtfällt, ziehe sie einatmend zur Mitte zurück, lasse sie ausatmend zur anderen Seite sinken. (Abb. 2)

Wenn es dir angenehm ist, rolle den Kopf nach rechts, während die Beine nach links sinken, und umgekehrt. (Abb. 3, 4)

Immer wenn der Rücken wieder in der Mitte zum Aufliegen kommt, mach ihn noch weicher und breiter. Stelle dir vor, daß du dich – wie ein Krokodil – in einer Uferlandschaft auf weicher Erde und im Gras räkelst ...

Wenn du Lust bekommst, dich noch mehr zu bewegen, dehne dich noch weiter in den Raum zu deinen Seiten aus.

Yoga für Schwangere

Den Rücken stärken

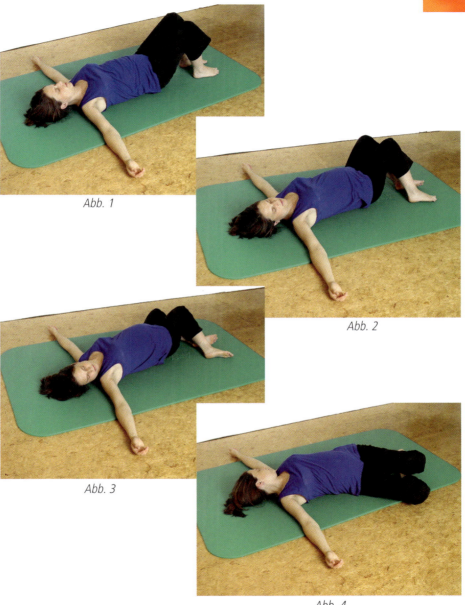

Abb. 1

Abb. 2

Abb. 3

Abb. 4

Yoga für Schwangere

Den Rücken stärken

❄ Drehung im Stehen

Stelle dich in einer stabilen Ausgangshaltung hin (siehe Übung »Berg« S. 46). Bringe beide Arme waagerecht nach vorn. Hebe die Arme gerade so weit, daß Arme und Schultern sich wohlfühlen.

Drehe dich, bewege Arme, Brustkorb und Kopf nach rechts. Komme zurück zur Mitte, drehe dich zur anderen Seite. (Abb. 1, 2)

Achte darauf, daß Füße, Beine, Becken und Bauch dabei stets stabil nach vorn zeigen.

Halte die Augen offen, nimm deinen Bewegungsradius wahr.

Übe einige Male leicht und fließend, ausatmend zur Seite, einatmend zur Mitte.

Wenn du die Übung beendest, spüre dem Drehen nach. Konnten sich Spannungen in Gesicht, Hals und Schultern und oberen Teil des Rückens lösen?

Den Rücken stärken

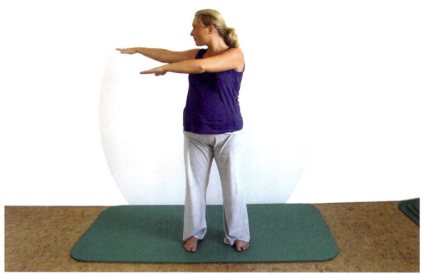

Abb. 1

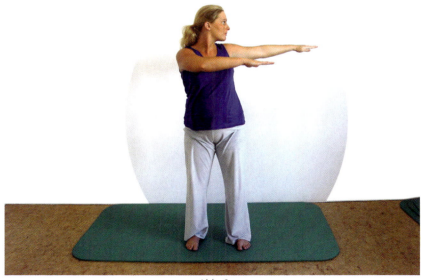

Abb. 2

Yoga für Schwangere

Den Rücken stärken

❀ Drehsitz

Setze dich aufrecht auf ein hohes Kissen. Hebe die Arme, drehe dich nach rechts. (Abb. 1, 2)
Lasse die linke Hand nun zum rechten Bein gehen, die rechte Hand stützt dich hinter dem Gesäß. Bleibe dabei auf beiden Gesäßseiten sitzen. Verweile einige Atemzüge lang und entspanne dich immer mehr in der Position. (Abb. 3)
Komm zurück, spüre dem Drehsitz nach. Übe zur linken Seite.

Atmung: Stelle dir bei jeder Einatmung vor, daß deine Wirbelsäule auch in der Drehung noch nach oben wachsen will; sie streckt sich vom Steißbein bis zum Hinterkopf. Begib dich bei jeder Ausatmung ein wenig mehr in die Drehung hinein.

Diese Übung kannst du auch auf einem Stuhl sitzend ausführen.

Den Rücken stärken

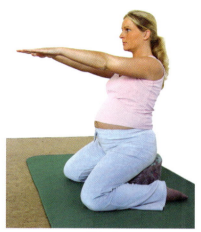

Abb. 1

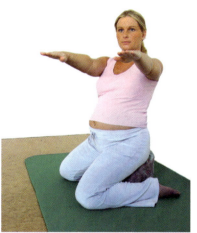

Abb. 2

Abb. 3

Yoga für Schwangere

Den Rücken stärken

○3 Krokodil von der Seitenlage aus

Lege dich auf eine Seite deiner Wahl, beide Beine leicht gebeugt aufeinander, die Arme ausgestreckt vor dem Brustkorb aufeinandergelegt. (Abb. 1)

Im ersten Teil der Übung bringe einige Male einatmend den obenliegenden Arm in Richtung Zimmerdecke, folge ihm mit dem Blick. Lege ihn ausatmend wieder in der Ausgangsposition ab. (Abb. 2)

Dann drehe die Schulter und den Arm weiter nach hinten. (Abb. 3)

Möglicher Atemrhythmus: Einatmend nach oben, ausatmend nach hinten, einatmend wieder nach oben, ausatmend zurück in die Ausgangsposition.

Wenn es dir leichtfällt, gehe auch bis in die ganz offene Stellung. Wenn es angenehm ist, verweile auch einmal einige Atemzüge lang. Achte dabei darauf, daß beide Schultern am Boden aufliegen. (Abb. 4)

Lasse die oben liegende Hüftseite auch etwas zu Boden sinken, damit die Schulter besser entspannen kann. (Abb. 5, S. 82)

Eine schöne Möglichkeit zum Entspannen: Richte dich, mit Decken und Kissen unterstützt, in der aufgedrehten Lage bequem ein. (Abb. 6, S. 82)

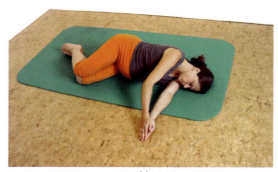

Abb. 1

Den Rücken stärken

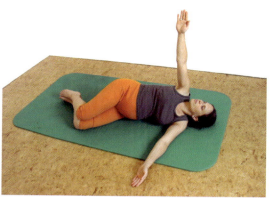

Abb. 2

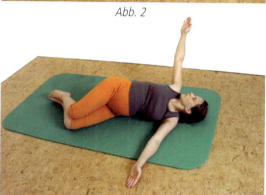

Abb. 3

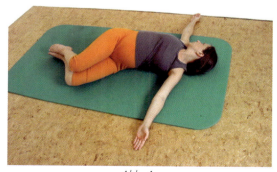

Abb. 4

Yoga für Schwangere

Den Rücken stärken

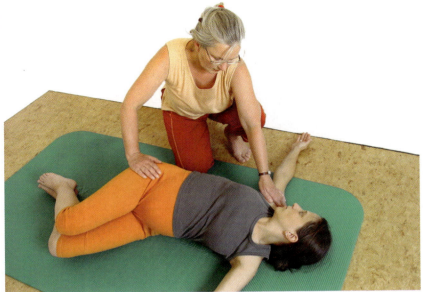

Abb. 5

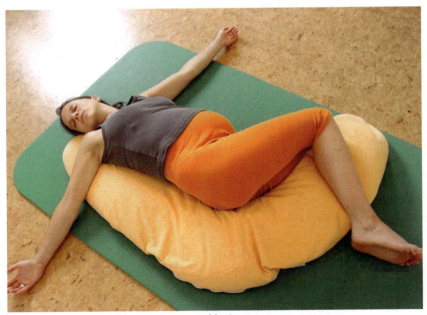

Abb. 6

82 Yoga für Schwangere

Den Rücken stärken

Wenn du dir Übungen zusammenstellst, achte darauf, daß innerhalb einer Woche alle der hier vorgestellten verschiedenen Bewegungsrichtungen vertreten sind. Damit in jeder täglichen Übungssequenz – auch wenn sie nur eine Viertelstunde beträgt – ein stimmiges Verhältnis zwischen anregenden und beruhigenden Wirkungen hergestellt wird, achte darauf, daß Übungen im Stehen, im Sitzen oder Knien sowie im Liegen dabei sind.

Du kannst dir auch aus den hier angebotenen Rückenübungen dynamische Bewegungsreihen zusammenstellen: Übe beispielsweise die Vorbeuge im Stehen, den Halbmond, die Drehung im Stehen je einmal direkt hintereinander und wiederhole dann diesen gesamten Ablauf immer weiter in fließender Bewegung. In dieser Reihe kannst du alle Bewegungsrichtungen ausschöpfen, außerdem unterschiedliche Themen und Funktionen in einer leichten Sequenz integrieren.

Im Rücken sind wichtige Lebensthemen angesprochen.

Im Yoga gibt es ein Denkmodell für das feinstoffliche Energiesystem des Menschen; hier ordnet man den Energiezentren entlang der Wirbelsäule (Chakras) verschiedene Themen zu:*

- Wurzelzentrum (Steißbein)
  Element Erde; Überleben, Stabilität

- Sakralzentrum (Kreuzbein/Gebärmutter)
  Element Wasser; Lebenslust, Gefühle

- Nabelzentrum (Lendenwirbel/Oberbauch)
  Element Feuer; Individualität, Stoffwechsel

- Herzzentrum (Brustwirbelsäule)
  Element Luft; Mitgefühl, Kontakt

---

* S.a.: Sharamon, Shalila, und Baginski, Bodo: Das Chakra-Handbuch.

Yoga für Schwangere

Den Rücken stärken

- Halszentrum (Kehlkopf)
  Klang, Kommunikation

- Stirnzentrum (Stirn, Hypophyse)
  Sinnesorgane, Intuition

- Scheitelzentrum (Schädeldach, Epiphyse)
  Weisheit, Spiritualität

Wenn wir von der Wirbelsäule aus denken und uns bewegen, arbeiten wir alle wichtigen Körperfunktionen und Lebensthemen durch.
Kann der Rücken zu einem eigenen inneren Ort von Kraft werden? Wenn wir rücksichtsvoll mit ihm umgehen, uns auch Rückzug gestatten, werden die Reserven und Energiequellen, die vom Rücken ausgehen, lebendig.

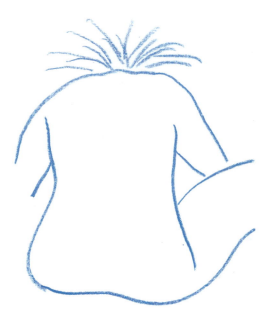

Zeichne selbst ein Bild von deinem Rücken – male die eigenen Empfindungen, Farben, Charakterzüge hinein. An einem anderen Tag male auf neue, andere Art den eigenen Rücken!

84 — Yoga für Schwangere

Tönen und Bewegen – die beste Geburtsvorbereitung

Tönen und Bewegen

Ma
Ma Ma Ma
Ma Aham Ma
Aham Aham Ma
Aham Aham Aham Ma
Ma Ma Ma
Ma*

Kann Yoga die Geburt erleichtern?
Betrachte die Geburt einmal wie eine große Bergwanderung in ein neues und unbekanntes Gebiet: Du kannst mit dem besten Rucksack, Energieriegeln, Wanderstöcken, Creme gegen Sonnenbrand und einer Jacke als Regenschutz ausgestattet sein, die besten Karten und Wettervorhersagen studiert, ein Fitneßtraining absolviert haben – das alles erspart nicht die Anstrengung, die Orientierung in fremdem Terrain, die Überraschungen eines Wetterwechsels oder Ängste und unerwartete Begegnungen!
Yoga hilft dir, eine Einstellung der Offenheit zu entwickeln, und das ist die entscheidende mentale Grundlage dafür, dich einer solch ungewohnten Herausforderung zu stellen, wie es eine Geburt ist. In dem ca. 2000 Jahre alten Schlüsseltext des Yoga, auf den sich bis heute immer wieder alle Yoga-Traditionen und -Richtungen beziehen, werden als drei Säulen auf dem Yoga-Weg eines Menschen Einsatz, Selbststudium und Offenheit genannt.**
Offenheit und Risikobereitschaft hast du ja bereits bewiesen: Du hast ein Kind empfangen und trägst es aus. Du bist bereit, dich auf dieses unbekannte Le-

---

* Dies ist ein Mantra, ein heilender und heiliger Gesang. Der Text bedeutet etwa: Mutter, Erde, ich bin. Ich habe es bei Barbara Lehmann, Yoga-Lehrerin BDY/EYU, in einer Weiterbildung zum Thema »Yoga für Schwangere« gelernt.
** Es handelt sich um die Yoga-Sutren (Leitfaden) des Patanjali, eine Sammlung von essentiellen Lehrsätzen, die über die Jahrhunderte immer wieder von Yoga-Lehrenden kommentiert und erklärt wurde und wird. Die drei Begriffe sind Tapas (Einsatz, Anstrengung, Disziplin), Svadhyaya (Selbststudium, Studium von Schriften; Selbstanalyse) und Ishvara (Offenheit, Hingabe, Bereitschaft, sich dem Göttlichen zu überlassen). S. dazu u.a.: Weiß, Hartmut (Hrsg.): Quellen des Yoga.

Tönen und Bewegen

bewesen einzustellen, das vielleicht ganz anders sein wird, als du es wünschst oder erwartest. Auch die Geburt auf sich zukommen zu lassen bedeutet einen mutigen Schritt ins Ungewisse, ein vertrauensvolles Akzeptieren der natürlichen Entwicklung.

Diese Säule ›Offenheit‹ soll mitwachsen dürfen, wenn wir die anderen beiden Säulen entwickeln – die wir durch eigenes Zutun und Übung aufbauen können. Durch die achtsame Selbstbeobachtung und das verfeinerte Wahrnehmen unserer Befindlichkeiten betreiben wir ›Selbststudium‹; wir verbessern unser Wissen über den eigenen Körper. Es ist ganz im Sinne des Yoga, dies durch Kurse, Lektüre, Gespräche, Informationen rund um Schwangerschaft und Geburt auch über Yoga hinaus zu ergänzen.

Die dritte Säule, der ›Einsatz‹, das Engagement, die Energie, die wir für die konkreten Körperübungen aufwenden, wird sich nachhaltig niederschlagen: in einem gut durchbluteten Körper; in Beckenbodenmuskeln, die bereit und fähig sind, sich zu dehnen; in trainierten Atemorganen, die einen langen und ruhigen Atem ermöglichen. So ganz nebenbei haben wir durch die Art und Weise, wie wir mit dem Körper etwas tun, auch Ausdauer, Geduld, Klarheit und Selbstvertrauen entwickelt.

Ganz subtil bietet die Yoga-Praxis darüber hinaus die Möglichkeit, sich mit Schmerz und Angst auseinanderzusetzen. Vielleicht befürchtest du, eine Übung nicht zu können, und bist, nachdem du sie ausgeführt hast, um eine Erfahrung reicher, kannst deine Fähigkeiten besser einschätzen und bist weniger irrationalen Ängsten ausgeliefert.

Oder du nutzt den Dehnungsschmerz in einer Übung als Trainingsfeld: Nehmen wir die Dreieckshaltung, eine vielschichtige Position, die bei aller Beweglichkeit in Hüften, Schultern, Nacken, bei allem Kraftaufwand der Beine und Rückenmuskeln, bei aller gut koordinierten bewußten Haltung auch noch die straffe Dehnung in den Flanken mit sich bringt. Möchtest du da nicht manchmal aufgeben, abschlaffen, dich aus der Spannung zurückziehen?

Yoga für Schwangere

Tönen und Bewegen

Du bist eingeladen, sachte und aufmerksam deine Grenzen zu erspüren. Lerne zu unterscheiden, wo Öffnung, Dehnung möglich wird, wo Zusammenziehen, Enge, Blockade eintritt.

Eine wunderbare Möglichkeit im Yoga, eine Grenze zu überschreiten, neue Räume zu öffnen, ist das Tönen. In einigen Übungsanleitungen dieses Buches wurden bereits Vorschläge gemacht, das Ausatmen mit einem Ton oder einer Silbe zu begleiten. Hierbei geht es vor allem um die Vokale. Mit Tönen ist gemeint, lange Vokale ohne Anstrengung zu »singen«; wie laut, wie schön, wie hoch oder tief diese Töne klingen, ist unwichtig.
Probiere einmal aus, eine Bewegung zunächst mit normaler Atmung und danach mit tönendem Ausatmen auszuführen. Nimm zum Beispiel die Drehung im Stehen: Während du ausatmest, drehst du dich jeweils zu einer Seite und stellst dir dabei vor, Spannung aus dem oberen Rücken, aus dem Schultergürtel und dem Nacken hinauszubefördern. Danach führe diese dynamische Drehung einige Male so aus, daß du während der Bewegung ein »E« entstehen läßt. Der Ton darf sich unterwegs verändern, grober oder reiner klingen, sich wie ein »dreckiges« Ä anhören, wie ein Wehklagen oder wie ein ätherisch feiner Hauch.
Verändert sich durch diese Art des Übens etwas? Wird dein Atem länger – so daß du mehr Zeit gewinnst, die Bewegung langsam und gelöst zu gestalten? Oder bringe mit einem Ton ein wenig Dynamik in die asymmetrische Vorbeuge im Sitzen hinein: Während du in der Position verweilst, strebst du bei jeder Einatmung mit dem Brustbein nach vorn, der Kopf hebt sich dabei etwas, während der Ausatmung tönst du ein offenes »O« (wie in dem Wort »offen«) und stellst dir vor, daß der Klang aus dem mittleren und unteren Teil des Rückens herauskommt, aus der Taille, den Hüftknochen, dem Kreuzbein.
Beobachte die Wirkung danach; spüre in einer bequemen Position weiterhin in den »betönten« Körperbereich hinein. Ist Bewegung, Schwingung wahrzunehmen? Tatsächlich schwingt ja Musik im Raum, schwingen alle Töne und

Tönen und Bewegen

Klänge, die wir hören oder selbst machen, innerhalb unseres Körpergewebes. So wie ein kleiner Stein, den du ins Wasser wirfst, große Kreise von Wellen erzeugt, so wirkt ein Ton nicht nur auf dem klangempfindlichen Trommelfell als Schwingung, sondern auch im ganzen Körper – er besteht schließlich zu 70% aus Wasser.

Im Yoga wird den einzelnen Körperregionen bzw. Energiezentren jeweils ein Vokal zugeordnet, der in diesem körperlichen Klangraum besonders gut schwingt. Der Vokal enthält auch eine über alle verschiedenen Sprachen hinweg essentielle Information, die zu dem Thema des jeweiligen Energiezentrums, des Chakras, paßt.

Ich habe hier nur einige Wortassoziationen aus der deutschen Sprache mit aufgeschrieben.
- Beckenboden: U – Humus, Mutter, Ruhe, unten, Wurzel
- Gebärmutter: O (geschlossen wie in »Ton«) – Ofen, Brot, Woge, wohnen, Höhle
- Nabel, Oberbauch: O (offen wie in Sonne) – offen, Sonne, Tonne, vorne
- Herz, Brust: A – Anfang, auf, aktiv
- Hals, Kehle: E
- Kopf: I

Im Yoga für Schwangere bevorzugen wir die offenen Vokale, vor allem das A und das offene O. Günstig ist beim Tönen die Vorstellung, einen solch offenen Laut durch den Beckenboden aus dem Körper hinausströmen zu lassen. Solche Übungen erleichtern ganz praktisch die Lockerung dieser Muskelschichten. Der Beckenboden ist eine mehrteilige dicke Muskelschicht und erstreckt sich von vorn vom Schambein bis hinten zum oberen Ende der Pospalte. In den allermeisten Phasen unseres Lebens ist der Beckenboden auch dafür zuständig, daß wir uns aufrichten können; nun aber trägt er noch dazu das Gewicht des wachsenden Kindes.

Tönen und Bewegen

Unglaublich, wie sich diese feste Schicht während der Geburt verändern kann! Miß einmal mit den Händen den Abstand zwischen der vorderen und der hinteren knöchernen Begrenzung dieser Region, zwischen dem Steißbein und dem Schambein. Dieser etwa handbreite Abstand wird sich mitsamt Muskulatur und Knochen während der Geburt öffnen und noch mehr ausdehnen, so daß der Kopf des Kindes hindurchpaßt.

So wie wir den Beckenboden willentlich anspannen oder lockern können, wie wir auch bei der Sexualität entscheiden können, ob wir die Vagina öffnen oder schließen, können wir bei den Yoga-Übungen mit Tönen dem Beckenboden entweder ein U oder ein A anbieten.

Das U kannst du nach der Geburt üben; es wird dir helfen, deine Kräfte zu sammeln, zu stärken und zu behalten.

Eine besondere Beachtung verdienen das »M« und die Silbe »Ma«. Der Laut M wird mit geschlossenem Mund gesprochen oder gesungen. Wenn wir diesen Ringmuskel um den Mund herum auch einmal übertrieben aktivieren – wie beim Saugen, Lutschen oder Kauen – üben wir reflektorisch einen Reiz auf den Muttermund aus. Dieser innen versteckte und kaum zugängliche Muskel ist ebenfalls ein Ringmuskel, vergleichbar mit dem Schließmuskel am Anus. Wie immer im Yoga geschieht nach einer deutlichen Spannung und Aktivierung wie von selbst eine wohlige Lockerung. Nach dem Zusammenziehen des Mundmuskels entspannt er sich wieder und der Unterkiefer sinkt; Zunge, Mund, Kehle, Muttermund und Beckenboden lösen sich besonders weich und schön.

Wenn du den Unterkiefer locker fallen läßt, wird es leichter gelingen, ohne Anstrengung lange Töne ausströmen zu lassen, so als würden sie auf dem Atemstrom aufliegend hinausgetragen. Töne wie Ma, A, O, Om oder Aum können eine überraschende Länge annehmen und ganz eigendynamisch ihren klanglichen Charakter unterwegs verändern!

Diese interessante Technik verbindet uns in den meisten Sprachen mit einem tiefen Gefühl; so auch im Sanskrit, der indischen Gelehrtensprache des Yoga:

Yoga für Schwangere

Tönen und Bewegen

die Silbe Ma bedeutet Mutter und zugleich Erde, das Große, das Eine, die Urkraft. Während des Tönens dürfen die Gefühle fließen. Sicher schwingen Emotionen mit, wenn wir an die eigene Mutter denken, uns selbst als Mutter wahrnehmen, mütterliche Fähigkeiten in uns kennenlernen.

Ist es nicht spannend und neu, laut und ungehemmt und spontan Bewegungen und Töne kommen zu lassen? Spricht es nicht das Gemüt an, sich und andere bei solchen Gelegenheiten zu hören? Sich in das gemeinsame Atmen, Bewegen, Singen einer Gruppe hineinzubegeben?

Auch wenn du ohne Gruppe übst – ein kleines Lebewesen ist auf jeden Fall anwesend, hört und spürt, wenn du dich traust, deinen Bauch mit Schwingung und Klang zu beschallen. Der Hörsinn ist im Mutterleib sehr früh schon hoch entwickelt; Singen und Tönen sind ein Geschenk für das Baby und eine zauberhafte Art, schon früh mit ihm in Kommunikation zu treten. Es kann auch hilfreich sein, wenn du dir deine Lieblingsmusik anstellst, die dir das Mitsingen erleichtert.

Während der Wehen und der Geburt dürfen die Töne klagender, ungeplanter werden. Wer, wenn nicht eine gebärende Mutter, darf laut stöhnen und ächzen? Wie laut rauscht denn ein Wasserfall, oder wie alles übertönend tosen die Wellen des Meeres?

Die meisten Übungen in diesem Buch eignen sich dazu, mit Tönen ausprobiert zu werden, vor allem in der dynamischen, also fließenden, Übungsweise. Deiner Phantasie sind keine Grenzen gesetzt.

Die Übungen in diesem Kapitel helfen dir, ein besseres Gespür für den Beckenboden zu entwickeln, und vor allem, ihn zu dehnen, zu lockern und ihn auf die Geburt vorzubereiten.

Neben der Hocke oder einer hockähnlichen Rückenlage ist auch die Seitenlage mit einem hochgezogenen Bein eine mögliche Gebärstellung; vierbeinige Tiere wie Katzen gebären in dieser Position. Im Yoga heißt diese Stellung »Haltung des Vishnu« – Vishnu ist die hinduistische Gottheit, die das Prinzip des Er-

Tönen und Bewegen

haltens und Bewahrens verkörpert. Eine andere Bezeichnung für diese Übung lautet »Anantasana«, das bedeutet »die Stellung von Ananta«, der kosmischen Riesenschlange. Diese Namen können unsere Phantasie anregen und uns mit ihren archaischen Bildern und Mythen berühren. In diesem Fall gibt es die Geschichte von Vishnu, aus dessen Nabel ein Pflanzenstengel wächst, welcher dann auf der Weltenschlange liegt, die wiederum auf dem Urmeer schwimmt, aus dem alles Leben hervorgeht.[1*]

Versuche, während der Wehen so lange wie möglich aufrecht zu bleiben, so daß die natürliche Schwerkraft dem Baby hilft, seinen Weg durch den Geburtskanal fortzusetzen. Gehe in Positionen, die Yoga-Haltungen ähnlich sind, wie nachfolgend gezeigt, und versuche, in den unteren Teil des Rückens bis zum Gesäß und Beckenboden hineinzuatmen und zu -tönen.

Vertraue dich deinem natürlichen Rhythmus an. Unser Herzschlag, unser Atem, der Menstruationszyklus – all das sind Rhythmen im Körper. So auch die Wehen. Während wir durchaus in der Lage sind z.B. unseren Atemrhythmus willentlich zu beeinflussen, sind die Geburtswehen eine Elementarkraft, die über uns hereinbricht. Wann, wenn nicht jetzt, sollten wir uns mitreißen lassen von den Naturkräften?

Zwar sind wir fähig, durch unsere Lebensweise z.B. den Schlaf-Wach-Rhythmus zu stören, durch Medikamente hormonelle Prozesse zu verändern – doch spätestens die Wehen lassen uns erleben, daß es auch auf einfache Art geht. Wir brauchen nur mit dem Atem, der Stimme und den Bewegungen der Natur zu folgen.

---

* S. dazu: Pfretzschner, Helga, in Yoga.Forum 5/02.

Tönen und Bewegen

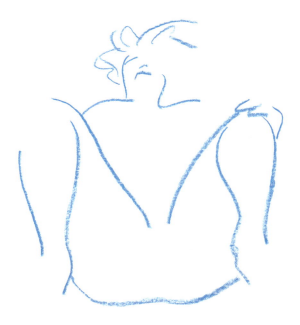

Den Beckenboden, vom äußeren Eingang über die Vagina bis zum Muttermund, erleben wir in der Schwangerschaft ganz neu; er ist Eingang und Ausgang des Lebens, Tor zur Welt, ein Damm, den du öffnen und schließen kannst ... Lasse dich durch die Zeichnung anregen, selbst zu malen, mit einem persönlichen bunten Bild diese Körperregion zu erforschen.

Tönen und Bewegen

☙ Mundübung

Ziehe die Muskeln im Mundbereich fest zusammen. Dann mache kauende und mahlende Bewegungen und Laute.

Dann öffne den Unterkiefer weit, entspanne Lippen und Zunge, und lasse beim Ausatmen ein langes »A« entstehen.

Übe beides einige Male, töne spontan und ohne Anstrengung.

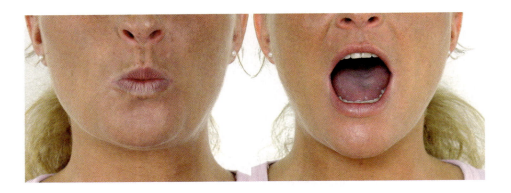

Tönen und Bewegen

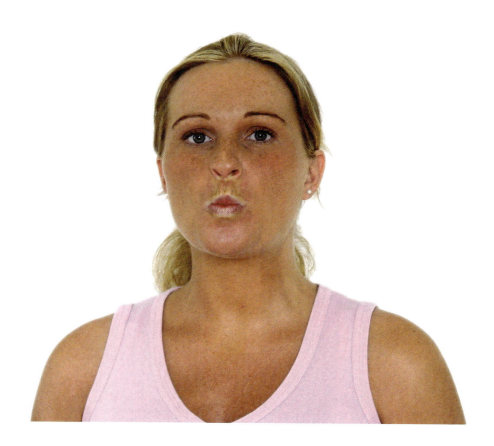

Tönen und Bewegen

❦ Beckenboden erspüren

Lege zunächst die Arme neben den Rumpf, dehne den Nacken, so daß das Kinn ein wenig zum Brustbein hinzeigt. Stelle die Füße nicht weiter als hüftbreit auseinander und parallel nebeneinander. (Abb. 1)

Jetzt drücke ausatmend beide Fußsohlen fester in den Boden, lasse den Bereich des Steißbeins hochkommen. Du spürst, wie die Sitzknochen enger zusammengehen, die Beckenbodenmuskulatur sich nach innen zusammenzieht. (Abb. 2)

Atme ein, komme zurück in die Ausgangsstellung und entspanne. Wechsle einige Male zwischen beiden Positionen.

Spüre in der Ausgangsposition oder in einer bequemen Seitenlage nach.

Tönen und Bewegen

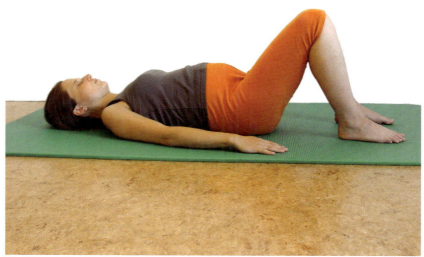

Abb. 1

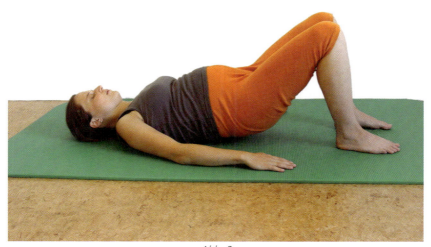

Abb. 2

Tönen und Bewegen

✣ Beinhebeübung

Bringe aus der Seitenlage (Abb. 1) das obenliegende Bein am Bauch vorbei nach oben außen. Halte es mit der Hand. Übe so, daß sich die Beckenbodenmuskulatur weitet und entspannt werden kann. (Abb. 2)
Stelle dir vor, daß die Ausatmung den Körper durch den Beckenboden verläßt. Denke oder töne die Silbe »Ma« dabei.
Lege beim Einatmen das Bein wieder in die Ausgangsposition (Abb. 1).
Wiederhole die Bewegung, evtl. erst nach einer entspannenden Zwischenatmung, einige Male.

Solange du noch gut auf dem Rücken liegen kannst, auf jeden Fall bis zur 27. Schwangerschaftswoche, kannst du die Übung auch symmetrisch, beidseitig ausführen. (Abb. unten)

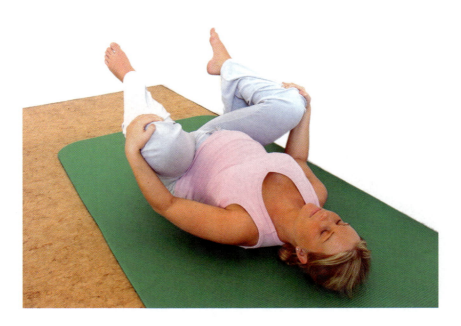

Tönen und Bewegen

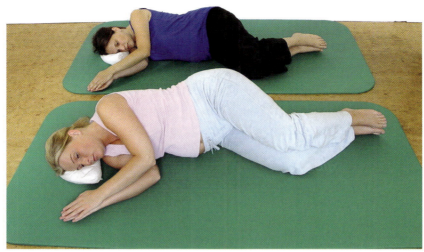

Abb. 1

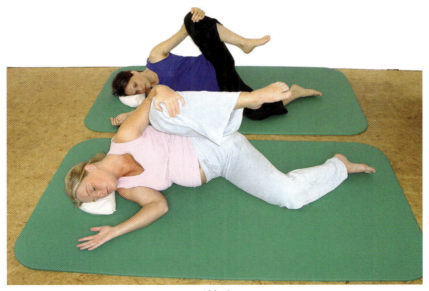

Abb. 2

Yoga für Schwangere

Tönen und Bewegen

ॐ Vishnu-Haltung

Lege dich so auf die Seite, daß der Kopf auf dem lang ausgestreckten unteren Arm liegt. (Abb. 1)

Beuge die Beine nur leicht. Stütze dich zunächst mit der Hand des oben liegenden Armes vor dem Brustbereich ab. (Abb. 2)

Jetzt hole das obenliegende Bein heran, und halte den Fuß fest. Führe das Bein halb oder ganz gestreckt nach oben. Verweile einige Atemzüge lang. (Abb. 3)

Komme zurück, gehe in eine bequeme Seitenlage zum Nachspüren. Wiederhole die Übung auf der anderen Seite.

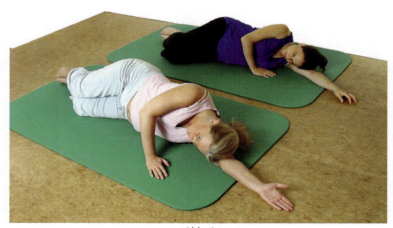

Abb. 1

Tönen und Bewegen

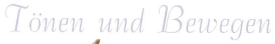

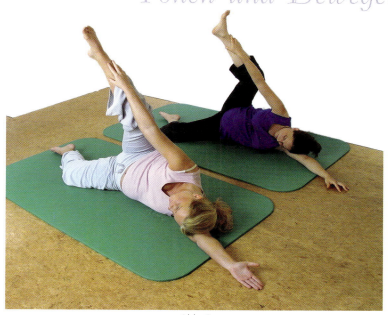

Abb. 2

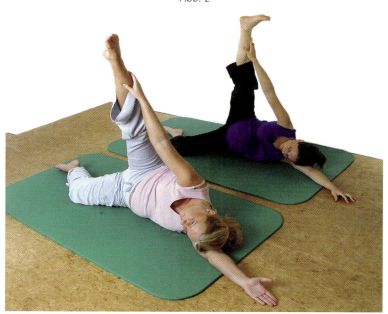

Abb. 3

Yoga für Schwangere

Tönen und Bewegen

☙ Positionen während der Wehen

- Kindhaltung, Kindhaltung mit Kopf auf Stuhl

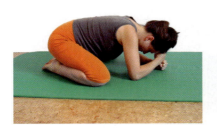
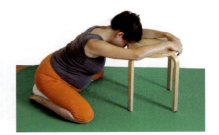

- Hocke, Hocke am Stuhl

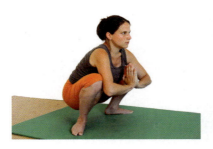
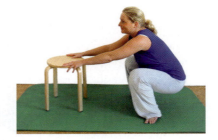

Tönen und Bewegen

- Auf Fuß und Knie am Stuhl gestützt

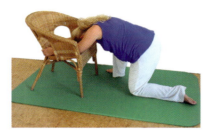 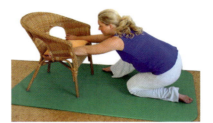

Atme in all diesen Haltungen gut aus, oder töne spontane Laute wie »Ma« oder »O« in den unteren Teil des Rückens, bis in Gesäß und Beckenboden hinein. Unterstütze das Entspannen, indem du dich leicht bewegst und räkelst.

Yoga für Schwangere

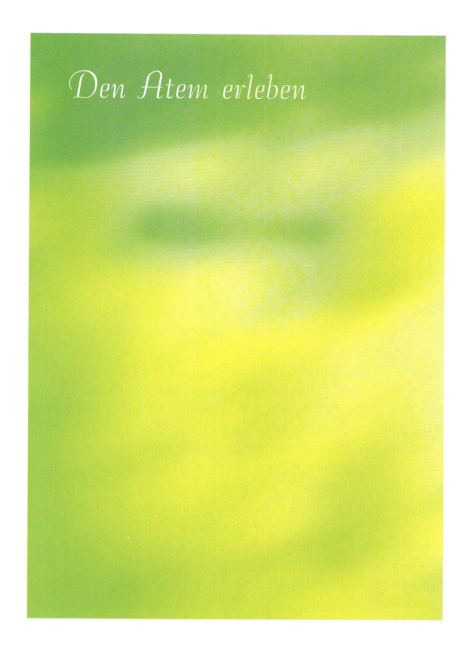

Den Atem erleben

Zwiefach sind des Atems Gaben:
Die Luft einziehen, sich ihrer entladen.
Jenes bedrängt, dieses erfrischt,
so wunderbar ist das Leben gemischt.
Du danke Gott, wenn er dich preßt,
und dank ihm, wenn er dich wieder entläßt.
(Goethe)

Eine Besonderheit des Atemvorgangs besteht darin, daß er einerseits unwillkürlich geschieht, wir ihm also keinerlei Beachtung schenken müssen; andererseits ist es uns möglich, in das Atemgeschehen einzugreifen, also beispielsweise bewußt tiefe und lange Atemzüge zu machen.
Auf das Üben von Yoga bezogen heißt das: Es ist denkbar, verschiedenste Körperhaltungen einzunehmen ohne auch nur einen Funken an Aufmerksamkeit zum Atem zu lenken. Da der Atem eigene Weisheit besitzt, paßt er sich an, vertieft sich, wenn eine Anstrengung es erfordert, wird schneller, strömt in gedehnte Körperregionen oder verlangsamt und beruhigt sich, wenn wir dem Körper Ruhe gönnen. Dieser Automatismus kann sehr hilfreich sein, wenn du nervös bist oder es dich streßt, auf eine bestimmte Atemführung zu achten. Wenn wir beginnen, den Atem zu beobachten, kann es uns vorübergehend unruhig machen. Vielleicht registrieren wir, wie wir den Atem anhalten, wie er stockt, oder wir fangen im Eifer an, zusätzliche, unnütze Spannung aufzubauen in Hals oder Schulterpartie. Immer dann ist es günstig, mit offenem Mund laut und hörbar auszuatmen. Seufzen, Schnaufen, Stöhnen und vor allem Gähnen – all das sind köstliche, leider tabuisierte Techniken, deren wir uns bedienen können. Der Übergang von alltäglichen Handlungen zu bewußten Bewegungen, von arbeitsmäßig schnellem, kontrolliertem Tun zum achtsamen, verlangsamten, hingebungsvollen Üben wird durch das Tönen unterstützt.

Den Atem erleben

Verhaltener oder blockierter Atem sind Nebenwirkungen eines Erziehungsprozesses, den wir alle durchlaufen haben und der oft mit dem Abschneiden und Unterbrechen natürlicher Regungen und Empfindungen einhergeht. Den natürlichen Atem wieder zuzulassen ist eine hohe Kunst, zu der ein feines Abwägen zwischen bewußtem Tun und Loslassen gehört, eine Gratwanderung zwischen einem Mehr an Wahrnehmungsschärfe und einem Aufgeben von Kontrolle.

Alle Hinweise zur Atemführung, zum Rhythmus von Ein- und Ausatmen in diesem Buch sind nur Vorschläge. Dein eigener Atemrhythmus geht vor. Es gibt kein richtiges oder falsches Atmen. Versuche immer, deinen Atem frei fließen zu lassen. Wenn du anders atmest als angegeben, dann atme eben anders. Wenn du mehr Atemzüge brauchst, so hat das auch seinen Sinn: In der Schwangerschaft tritt oft eine gewisse Kurzatmigkeit ein, da es die Lungenflügel durch den nach oben ausgedehnten Bauch schwerer haben, sich ganz zu füllen. Zugleich ist mehr Pumpleistung des Herzens gefordert, da es nun einen an Fülle und Gewicht umfangreicheren Körper versorgen muß.

Gelingt es dir, während oder nach den Übungen eine gleichmäßige, ruhige Atmung durch die Nase entstehen zu lassen, so wird sich dies besonders harmonisierend und beruhigend auf deinen Geist auswirken.

Atemarbeit im Yoga beginnt mit dem Wahrnehmen des Atems und dem Auskosten der atemvertiefenden Wirkungen, die viele Übungen mit sich bringen.

Im Zweifelsfalle lassen wir den Atem in Ruhe; denn für den Umgang mit dem Atem gilt, daß er noch viel mehr Feingefühl von uns verlangt als die Techniken zum korrekten Einsatz von Händen und Füßen, Knochen und Muskeln. Der Atem ist etwas sehr Persönliches, er transportiert unsere Gefühle. Mit der Atemluft nehmen wir Eindrücke im Zusammenleben mit anderen Menschen auf, mit dem Atemstrom geben wir etwas von uns selbst wieder hinaus in die Welt. Starke emotionale Regungen, Lachen oder Weinen gehen mit markanten körperlichen Atemveränderungen einher. Atem ist Leben – im Yoga tref-

Den Atem erleben

fend mit einem Wort bezeichnet: »Prana«, das sowohl Atem als auch Lebens-kraft bedeutet.

Unser Atem ist das Bindeglied zwischen dem physiologischen und dem fein-stofflichen, energetischen Körper. In der Yoga-Philosophie spricht man von fünf Körperhüllen* des Menschen: dem stofflichen und dem energetischen Körper, dem Emotional- und dem Mentalkörper sowie dem nichtmateriellen Wesenskern des Menschen. Dabei ist der Atem auf der energetischen Ebene angesiedelt, im Grenzbereich zwischen gröberen und feineren Vorgängen und in Verbindung mit Geist und Seele.

Auch im Leitfaden des Yoga für einen individuellen Entwicklungsweg spielt der Atem eine wichtige Rolle. Die bewußte Beschäftigung mit dem Atem ist eine Stufe auf dem Weg, der über Körperhaltung und Atem zu Konzentration und Sammlung führt.

In diesem Kapitel sind einige Hüftbewegungen gezeigt, die ich sozusagen als Atemübungen mit den Beinen verstehe. Als Nacheffekt wirst du spüren, wie der Raum in Bauch und Becken sich geweitet hat, sich die unwillkürliche tiefe Bauchatmung durchsetzt. Die Lungenflügel gewinnen mehr Volumen, weil das Zwerchfell sich deutlicher bewegt, alle Organe, auch die Gebärmutter, werden durch eine solche tiefe Atmung sanft massiert und geschaukelt; die Zellatmung ist angeregt, in unzähligen Körperzellen tieferer Gewebeschichten findet Austausch, Leben statt, wird frischer Sauerstoff angefordert.

So sind also die Atemübungen meist indirekt in den Yoga-Übungen versteckt. In der Regel bewirkt die Verlängerung des Ausatmens eine Beruhigung, sie wirkt auch blutdrucksenkend; verstärktes Einatmen macht wach und kann den Kreislauf anregen. Je nach Person und je nach Bedürfnissen des Tages können wir durch kleine Nuancen bei der Atmung große Unterschiede hervorrufen. Eine weitere Möglichkeit ist die Atemlenkung: Dabei stellen wir uns vor, daß der Atem auf einem bestimmten Weg durch den Körper fließt, so z.B. bei der

---

* Diese Hüllen werden Koshas genannt, ein Begriff aus der altindischen Samkhia-Philosophie, der Grundlage von Yoga und Ayurveda. S. dazu: Unger, Carsten: Yoga und Psychologie. Ahrensburg 1999

Den Atem erleben

beruhigenden Mondatmung oder in der Kraft schenkenden Yoga-Vollatmung im Liegen.

Eine eher gezielte Atemübung ist die Lächelatmung; diese Übung wirkt kühlend auf den Blutkreislauf und reinigend auf die Mundhöhle; sie belebt die Gesichtsmuskeln und schenkt uns Schönheit.

Den Atem erleben

☙ Beckenkreisen auf Fuß und Knie

Stelle vom Vierfüßlerstand (S. 36) aus einen Fuß vorn außen auf, bewege dich spielerisch, als wolltest du in dieser Position mit dem Becken kreisen.
Stelle dir bei Ausatmung, auch laut oder tönend, vor, daß alle Last oder Anspannung aus dir herausfließt – aus Kopf und Rumpf, über Arme und Beine weiter in die Erde hinein.

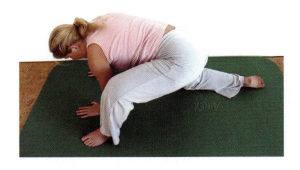

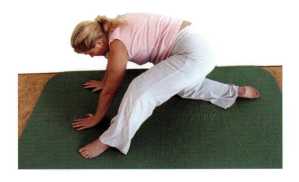

Yoga für Schwangere

Den Atem erleben

✣ Meerjungfrau

Aus dem Vierfüßler (S. 36) gehe langsam nach hinten. Versuche, dich auf einer Seite neben die Füße zu setzen.

Wenn du zurückkommst und zur anderen Seite gehst, verlagere das Gewicht immer zum Teil auf die Hände, übe in fließenden Bewegungen.

Wenn du im Seitensitz bist, verweile auch einmal darin, pendle oder kreise auf dem Gesäß, atme dabei tief bis in das Becken hinein.

Ein kleines Kissen unter dem Gesäß macht die Position leichter.

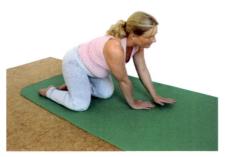

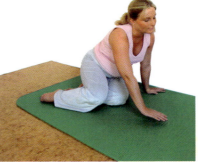

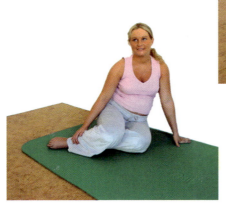

Yoga für Schwangere

Den Atem erleben

ᛞ Hüftbewegung im Liegen

Stelle in der Rückenlage beide Füße auf, und lasse dann ein Bein nach außen sinken.

Stelle den anderen Fuß so weit vom Gesäß entfernt auf, daß du mit dem liegenden Bein unter dem aufgestellten Bein hindurch hin- und herschleifen kannst. Die Fußaußenseite wird dabei über die Unterlage geschoben.
(s.a. S. 173)

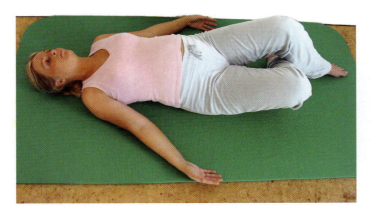

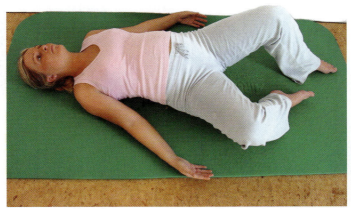

Den Atem erleben

☙ Lächelatmung

Atme mit offenem Mund ein, die Luft hörbar einsaugend. Ziehe dabei die Mundwinkel weit nach außen wie zu einem künstlichen Lächeln.
Dann entspanne die Muskulatur und atme natürlich aus. Wiederhole diese Übung einige Male.

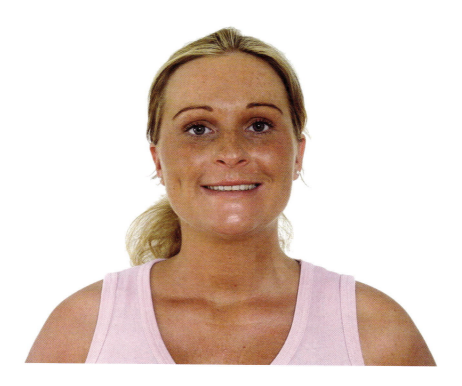

Den Atem erleben

☙ Mondatmung

Lege dich in einer Lage, in der du dich wohl fühlst, auf die rechte Seite.
Stelle dir vor, daß du nur über das linke Nasenloch ein- und über die rechte Seite, also zum Boden hin, ausatmest.

So wie der Mond von der Sonne beschienen wird und dieses Licht empfängt, nimmst du jetzt passiv auf, läßt dich mit Energie füllen, beschenken – als würdest du mit der linken Gesichtsseite, sogar mit der ganzen linken Körperhälfte aus der Luft, über die Haut den Atem aufnehmen.

Während des Ausatmens geht diese Energie durch deinen Körper hindurch, und alles Überflüssige gibst du ab in den Boden hinein.

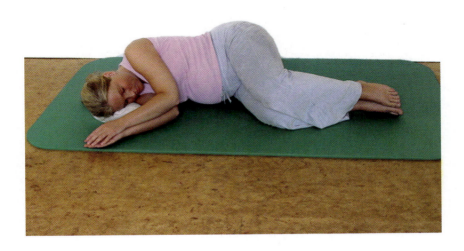

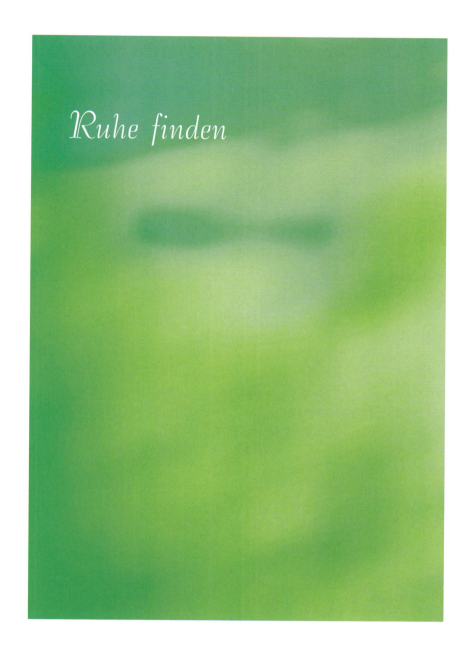

Ruhe finden

Wer sich auch nur einen Moment lassen kann,
dem wird alles gegeben.
(Meister Eckhart)*

Was geschieht in der Entspannung?

So äußerlich ruhig, wie die Körperstellung in diesem Fall ist, so lebendig ist es innen. Die klassische Ruheposition des Yoga in der Rückenlage heißt Shavasana, die Totenstellung. Atemrhythmus und Herzschlag werden langsamer, die Augenbewegungen lassen nach, die Denkvorgänge kommen zur Ruhe, auch die Gehirnwellen wechseln auf eine langsamere Stufe. Die Blutgefäße weiten sich, und es kommt zu einer besonders guten und gleichmäßigen Versorgung der inneren Organe – die besten Bedingungen für dein Kind, sich zu entfalten und zu wachsen. Die Innenwelt erwacht zum Eigenleben, Bauchorgane rumoren, bunte Punkte oder Bilder tauchen vor den Augen auf, das Baby regt sich vielleicht.

Die tiefe Entspannung, diese etwa zehnminütige Übung, kann ebenso erholsam und regenerierend sein wie ein mehrstündiger Schlaf. Bleibe dabei ebenso achtsam und sorgfältig wie in den aktiven Übungen. Nimm jede Kleinigkeit beim Einrichten und Niederlassen in der Ruheposition ernst, jede Falte in der Decke, die Höhe des Kissens, die Größe der Unterlage – wenn etwas nicht stimmt, mache dir die Mühe, noch einmal aufzustehen, eine weitere Decke oder ein Kissen zu holen. Es wird sich lohnen.

Indem du ruhig, aber wachsam deinen Körper durchgehst oder eine andere mentale Übung machst, verstärkt dein Geist die physiologischen Vorgänge der Entspannung. Wohlgefühl stellt sich ein – ein Befinden, das alle Körperzellen nach der Aktivität herbeisehnen. Entspannung ist ein natürlicher Prozeß; sie ist

---

* Deutscher mittelalterlicher Mystiker. Zu seiner Zeit gab es auch im Christentum mystische Traditionen, die Parallelen zum Denken des Yoga aufweisen: Mystik bedeutet, daß jeder einzelne Mensch durch Sammlung und meditative Übungen seine Verbindung zum Göttlichen erfährt.

Ruhe finden

zugleich auch eine selbst zu erlernende, einzuübende und zu gestaltende Übung. Musik, Imaginationen oder die Stimme einer Yoga-Lehrerin können diesen Prozeß unterstützen – aber du selbst machst die Entspannung.

Genieße in der Ruhelage die wohligen Nachwirkungen deiner Yoga-Übungen. Nimm die Vielfalt der Körperregungen wahr und das Wunder, zwei Lebewesen in einem erleben zu dürfen. Die Entspannung ist kein Abschlaffen, es ist auch mehr als Abschalten oder sich Ablenken. Gelingt die tiefe Entspannung, so finden wir einen dieser kurzen Momente von Ganz-Sein und Mit-allen-Sinnen-bei-sich-Sein.

Wie in der Natur gibt es nur selten ausgewogene Momente, in denen die verschiedenen Elemente harmonisch miteinander verbunden sind; aber es gibt sie – und dann fühlen wir uns stabil und schwer wie die Erde, ohne dumpf oder starr zu werden, weich und fließend wie das Wasser, ohne weggeschwemmt zu werden, haben wärmendes Feuer in uns ohne Überhitzung und Auszehrung, fühlen uns leicht und mobil wie die Luft, ohne unstet oder unruhig zu werden.

Zwei Abweichungen von diesem Weg in die Harmonie, in die Mitte, laufen immer mit: Mal sind wir von mehr oder weniger wichtigen oder von unsinnigen Gedanken weggezogen, mal versinken wir im Schlaf. Beides gehört dazu so wie Spinnweben zu einem klaren Septembertag oder trockener Staubgeruch zu einer reifen Traube.

Wenn du zurückkommst aus der Entspannung, lasse dir Zeit.
Nicht zufällig gibt es eine Wortverwandtschaft zwischen Sattva, dem Zustand der Ausgewogenheit und Reinheit, und unserem deutschen Wort satt.* Satt, zufrieden, befriedigt, gestillt – wir können es sehen in den ruhigen, glänzenden Augen anderer, die mit uns geübt haben; wir spüren es selbst, wenn wir uns nach den Yoga-Übungen und der Entspannung behutsam und ohne Hast oder Gier eine Mahlzeit bereiten, obwohl wir gemäß der Uhrzeit schon großen

---

* Eine unserer Sprachwurzeln im Deutschen ist das Indoeuropäische, das uns mit dem Sanskrit verbindet.

Ruhe finden

Hunger haben müßten. Sattva, dieser ungetrübte Zustand von Frieden und Ruhe, kann auch das Denken bereinigen oder klären. Wichtiges tritt klarer hervor, Unwichtiges fällt zurück.

Behalte die guten Erfahrungen in dir, nimm sie mit in den Alltag. Wenn du die Möglichkeit hast, suche dir nach dem Üben Dinge zur Erledigung aus, die du achtsam, in wacher Stille ausführen kannst.

In der Entspannung kann aber auch eine tiefe Erschöpfung zutage treten. Dann verlangen dein Körper und deine Lebensumstände nach noch viel mehr Ruhe; du bist noch nicht bereit, nach zehn Minuten mit voller Kraft aufzustehen. Nimm dies ernst. Mache diese ruhestörenden Bedingungen ausfindig und verändere einige alltägliche Gewohnheiten.

Die Tiefenentspannung bildet meist den Abschluß einer Yoga-Übungssequenz. Auf dem Weg dorthin sind Zwischenentspannungen sinnvoll. Es sind jene kleinen Spürpausen zwischen den Übungen, in denen du dir Zeit nimmst, eine Übung ihre Wirkung entfalten zu lassen. Sie sind ebenso wichtig wie die Übung selbst. Nimm fein und geduldig wahr, wie sich zuvor aktivierte Muskeln wieder lösen. Registriere, was dir leicht- oder schwergefallen ist. Welche Hindernisse sind aufgetreten? Verändern sich Spannungen oder Beschwerden? Jede Einzelheit, auch Symptome oder vorübergehende Unausgewogenheiten, ist wertvoll und wichtig, zeigt Durchgangsstadien auf dem Weg zur Harmonie.

Die Zwischenentspannung kann in der Ausgangsstellung einer Übung geschehen oder in einem bequemen Stand, Sitz oder in der Seitenlage.

Eine der erholsamsten Haltungen ist die erleichterte Kindhaltung: »Diese Haltung gehört zu denen, die Frauen in der Schwangerschaft am meisten genießen und die äußerst wohltuend sind. ... Die Durchblutung im Beckenbereich wird gefördert und Ihr Baby genießt wahrscheinlich, daß es in dieser Haltung wie in einer Hängematte getragen wird.«[*]

---

[*] Balaskas, Janet: Yoga für werdende Mütter. Das Buch ist derzeit das ausführlichste Fachbuch zum Thema.

Ruhe finden

Nach der eben beschriebenen Tiefenentspannung kannst du eine der weitergehenden Übungen (a bis c) ausführen.

Wer Imaginationsübungen mag, kann sich auch die Regenbogenfarben im Körper vorstellen.* Gestatte dir, bei den Farben zu bleiben, die dir besonders gut gefallen, versorge dich mit der vitalen Energie, mit den Eigenschaften dieser Farben.

---

* Jedem Chakra, Energiezentrum, ist eine Farbe zugeordnet. Eine mögliche Zuordnung ist: Wurzelchakra: Rot; Sakralchakra: Orange; Nabelchakra: Gelb; Herzchakra: Grün o. Rosa; Kehlchakra: Blau; Drittes Auge: Magenta; Scheitelchakra: Weiß

Ruhe finden

Positionen zum Entspannen zwischen den Übungen

☙ Erleichterte Kindhaltung

Komme aus dem Vierfüßlerstand mit geöffneten Knien (wie bei der Übung »Katze« s. 36) mit dem Gesäß zu den Fersen. Lasse dich jetzt hier nieder, und verweile. Lege Stirn und Unterarme bequem ab. (Abb. 1)

Hilfsmittel: Kissen zwischen Gesäß und Fersen, so daß das Gesäß aufliegen, sinken und entspannen kann; Sitzkissen oder Hocker zum Ablegen der Arme, um den Bauch zu schonen. (Abb. 2,3)

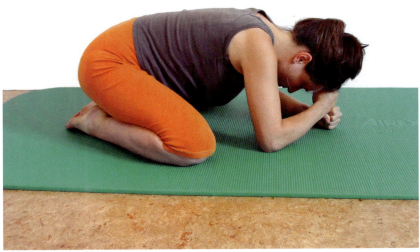

Abb. 1

Ruhe finden

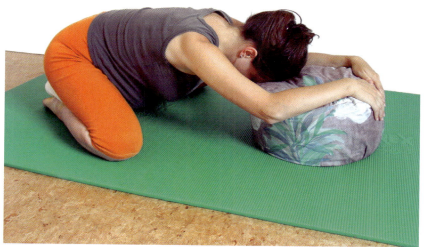

Abb. 2

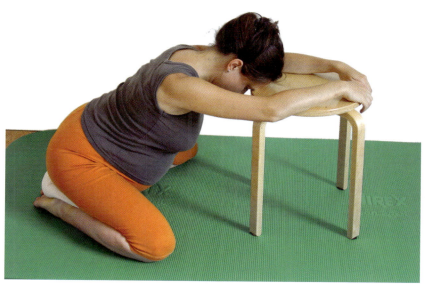

Abb. 3

Yoga für Schwangere

Ruhe finden

ॐ Sitzen an der Wand mit Kissen

Hierbei ist der Rumpf ausgestreckt, dadurch kannst du frei atmen und die Stütze am Rücken genießen und auskosten.

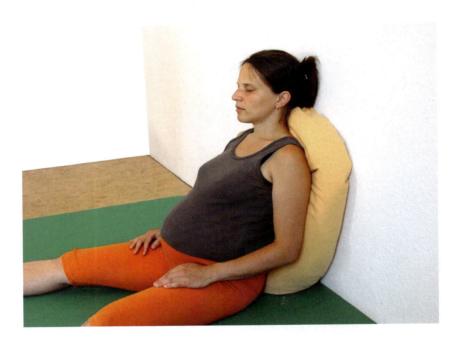

Ruhe finden

Positionen für die Tiefenentspannung

☙ Seitenlage

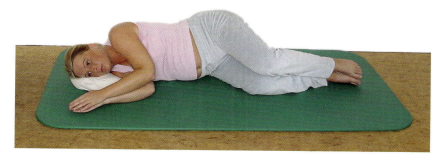

Lege dir zur Erleichterung ein Kissen unter den Kopf. (Abb. oben)
Lege auch zwischen Arme und Beine ein Kissen, das ist bequemer für dich. (Abb. unten)
Lege Arme und Beine hierbei stets so ab, daß Bauch und Brustbereich genügend Raum bekommen zum freien Atmen.

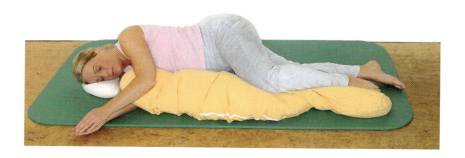

Ruhe finden

ଔ Bauchseitenlage

Diese Position ist besonders entspannend für den Rücken und die Schultern. Falls der hinter dem Rumpf liegende Arm zu unangenehmem Druck auf die Brust führt, wähle statt dessen die entspannte Seitenlage.

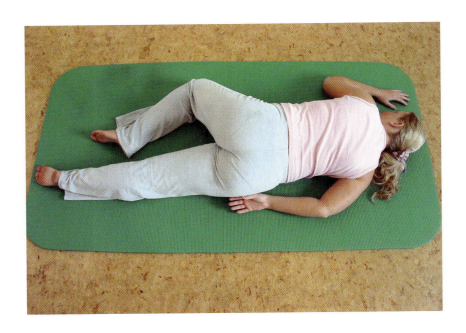

Ruhe finden

♋ Liegen auf Atemrolle

Probiere auch diese offene Position aus, die das tiefe Atmen besonders erleichtert. Lege dir dazu eine gleichmäßig gefaltete Decke (oder ein Stillkissen) unter den Rücken, so daß er ab dem Kreuzbein erhöht positioniert ist. Kopf und Nacken lagerst du auf einem zusätzlichen höheren Kissen. Die Arme liegen neben dem Körper, die Handflächen sind nach oben gedreht. Auf diese Weise kann sich der Rücken erstaunlich bequem um die Unterlage herumschmiegen, und die Schultern können links und rechts der Erhöhung nach unten sinken.

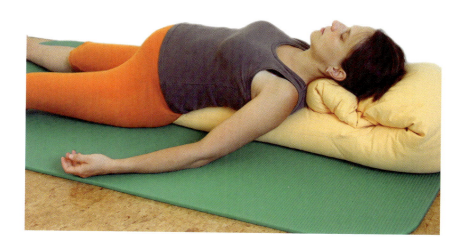

Yoga für Schwangere

Ruhe finden

Lege dich zur Entspannung in eine der zuvor abgebildeten Positionen. Wenn du möchtest, decke dich mit einer Decke zu.

Geh jetzt den Körper durch, nimm einen Körperteil nach dem anderen genau wahr. Wie liegen beide Füße jetzt, welche Stellen berühren den Boden? Nimm die Unterschenkel wahr, spüre in die Knie hinein. Wie liegen die Oberschenkel? Lasse sie bodenwärts sinken, und entspanne sie. Welche Partien des Beckens liegen auf der Unterlage auf?

Lasse Hüftknochen und Gesäß schwerer werden und in die Unterlage hineinsinken. Entspanne den Bauch, lasse den Atem frei strömen auch im oberen Bauch, in den Rippen, im Brustbereich. Nimm die Stellen des Brustkorbes wahr, die aufliegen, lasse die Schultern sinken, gib auch das Gewicht der Arme und Hände an den Boden ab. Mache dir die Auflagestelle des Kopfes bewußt, entspanne die Gesichtshaut, Augenlider – Wangen – Lippen.

Nimm wahr, wie der Atem fließt, ohne ihn zu beeinflussen, lasse den Atem kommen und gehen in seinem natürlichen Rhythmus. Wie lang sind die Einatmungen? Wie lang sind die Ausatmungen?

Ruhe finden

a) Yoga-Vollatmung im Liegen

Diese Atemführung ist besonders gut für das Liegen auf der Atemrolle geeignet.

Spüre den untersten Teil deiner Wirbelsäule. Stelle dir vor, daß du hier einatmest, bei jeder Einatmung Kraft aus dem Boden, aus der Erde holst.
Lasse diese Atemenergie nach und nach an der Innenseite der Wirbelsäule aufwärts fließen. Stelle dir jedesmal, wenn du ausatmest, eine Abwärtsbewegung im Körper vor, beim Einatmen wieder eine neue Bewegung von unten nach oben.
Fülle mit deiner Aufmerksamkeit alle Zonen und Abschnitte entlang der Wirbelsäule aus, lasse den Atem mehr und mehr hindurchdringen. Werden die Atemzüge tiefer, voller? Lasse den Bauch, die Flanken, den Brustkorb weiter werden.
Achte immer wieder darauf, daß du beim Ausatmen entspannst, ruhig wirst und keine Spannung in Schultern, Hals oder Kopf aufkommen läßt.

b) Reise zum Kind

Dann bringe die Aufmerksamkeit zu deinem Kind. Was nimmst du von ihm wahr? Bewegt es sich? Was mag es empfinden? Wie mag es jetzt aussehen? Mach dir bewußt, wie es geschützt in der Beckenschale, umhüllt vom Muskelgewebe der Gebärmutter in der Fruchtblase, im Fruchtwasser liegt, getragen wird. Vielleicht hast du ein inneres Bild, Farben, mit denen du all diese Organe und inneren Räume auskleidest.
Mit jeder Einatmung schicke frische Lebenskraft zu deinem Kind.

Ruhe finden

c) Reise zur blauen Quelle

Male dir aus, daß du in warmem Wasser ruhst, schwimmst, getragen wirst wie in einem Whirlpool. Es ist ein ruhiger Platz in der Natur, und du fühlst dich hier so wohl und sicher, daß du allein hier bleibst, bis in die Dunkelheit hinein. Du fühlst dich aufgehoben unter dem riesigen Himmelszelt, dessen Blau immer dunkler wird. Siehst du Sterne funkeln? Den silbernen Mond, der das Wasser bescheint? Gibt es Bäume? Einen lauen Wind?

Während du dir Einzelheiten genau anschaust, sprudelt und plätschert die Quelle, die das Becken speist, in dem du liegst, unentwegt weiter. Das gluckernde Wasser massiert deine Haut, die sanften Bewegungen der Wellen setzen sich auch innerhalb deines Körpers fort.

Dann löse dich von dem Bild. Atme tiefer ein, spüre deinen Körper und die Unterlage. Mache dir bewußt, wo du bist und welcher Tag heute ist. Löse dich aus der Entspannung, bringe die Aufmerksamkeit von innen nach außen, atme tiefer, bewege behutsam Hände und Füße, räkele dich. Öffne langsam die Augen, stütze dich auf der Seite auf und komme in die Sitzposition.

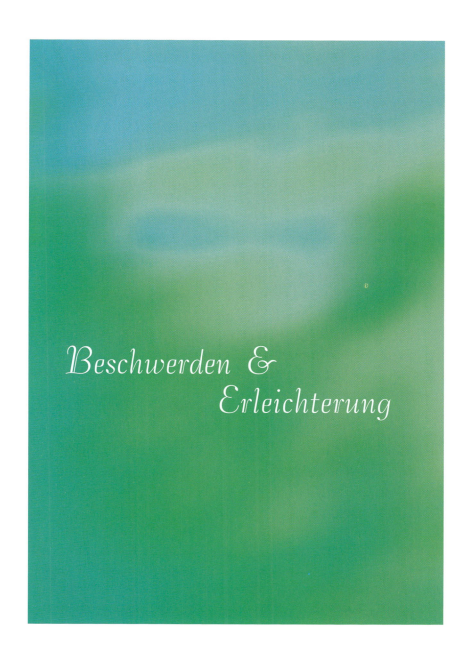

Beschwerden & Erleichterung

Beschwerden & Erleichterung

*A*chtsamkeit, Energie, Ruhe,
Wissen und Vertrauen –
gute Kräfte sind in mir.

Welche Übungen darf ich machen? Darf ich Yoga machen, wenn ich Vorwehen habe? Bei allen Fragen gilt: Mit achtsamem Herangehen und deiner eigenen Spürnase folgend findest du meist selbst die Antwort.
Vorwehen, meßbare Kontraktionen der Gebärmutter, sind meist Begleiterscheinungen von überlasteten Rückenmuskeln oder von streßbedingter Anspannung. Wenn eine bestimmte Muskelgruppe unter Dauerspannung steht, spannen sich andere damit in Verbindung stehende Muskelgruppen ebenfalls an; beispielsweise setzt sich vom Rücken her die Anspannung zum Bauch hin fort. Dies kann sich schnell ändern, wenn der Körper im Laufe der Übungen in einen insgesamt entspannteren Zustand kommt.
Bei Schmerzen während oder direkt nach einer Übung, breche ab und lasse sie aus. Dehne beim nächsten Mal weniger intensiv, oder vollziehe eine Übung nur in der Vorstellung; auch dies enthält die wesentliche physiologische Wirkung einer Übung.
Viele störende Symptome lindern sich nicht durch eine gezielte Übung dagegen, sondern durch die positive Anregung des gesamten Organismus. So können beispielsweise Kopfschmerzen verschwinden, wenn du Fußübungen machst – einfach weil deine Konzentration auf etwas anderes als auf das Symptom ausgerichtet ist.

Was hat Yoga Frauen zu bieten, die bereits wissen, daß sie aus medizinischen Gründen eine Kaiserschnitt-Geburt erwartet? Es geht im Yoga immer um den gegenwärtigen Moment, also darum, jeden einzelnen Tag der Schwangerschaft zu begleiten; die Geburtsvorbereitung ist nur ein Thema unter anderen.

Beschwerden & Erleichterung

Akzeptiere jeden Zustand, jedes Symptom, jede Einschränkung, so wie sie sind. Löse dich von festgelegten Bildern und Werturteilen.

Bei Ängsten ist ein machtvolles Mittel, einen Gedanken, eine Affirmation, ein selbstbestärkendes Wort oder einen Satz zu denken. Wie in der Übung »Reise zum Kind«, in der wir dem Kind mit der Einatmung frische Kräfte senden, können wir ihm auch einen Gedanken senden, z.B.: »Ich achte sorgsam und einfühlsam auf dich und auf mich.« oder »Ich trage dich in aller Ruhe aus.« Solche mentalen Übungen sind während der Schwangerschaft und auch während der Geburt sinnvoll. Sie helfen uns, Kleinmütigkeit zu überwinden. Unsere größte Angst ist oft die vor unserer eigenen Kraft. Wir verstehen mit unserem Verstand kaum, welches Wunder zu vollbringen wir in der Lage sind, wie sich ohne unser Zutun eine große schöpferische Kraft in und durch unseren Körper entfaltet.

Im folgenden sind einige empfehlenswerte Techniken bei typischen Schwangerschaftsbeschwerden dargestellt.

Beschwerden & Erleichterung

❧ Diagonale Dehnung mit gekreuztem Bein

Dehne das Bein aus der Vierfüßlerhaltung (S. 36) über Kreuz nach hinten.

Wirkung:

Stabilisierende Variante der Diagonalen Dehnung bei Schmerzen im unteren Teil des Rückens und im Iliosakralgelenk (Kreuz-/Darmbeingelenk).

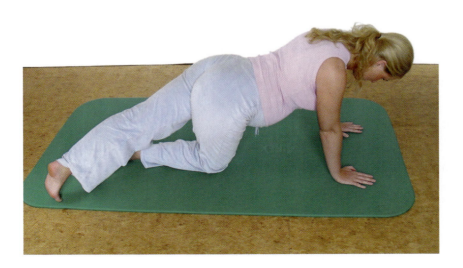

Beschwerden & Erleichterung

✑ Umkehrhaltung

Lege dich auf den Rücken, die Beine senkrecht an die Wand. Verweile für einige Minuten. Schließe die Augen, schaue innerlich zur Körpermitte.
Entspanne Gesicht, Hals, Schultern, Rücken. Kann sich der Brustraum beim Einatmen öffnen? Entspanne beim Ausatmen Bauch und Becken noch mehr. Stelle dir vor, deine Beine seien ein Wasserfall. Ununterbrochen strömt Energie von oben nach unten. Becken und Bauch bilden das Energiesammelbecken am Fuße des Wasserfalls.
Alle inneren Organe, auch dein Herz und dein Baby werden jetzt besonders gut versorgt.
Wenn du die Lage auflösen willst, beuge die Beine, lege dich zur Seite und komme langsam zum Sitzen.

Wirkung:

Diese Übung ist eine passive Umkehrhaltung zum Erholen, zur Entlastung der Venen und des Herzens.

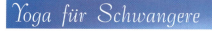

Beschwerden & Erleichterung

So wichtig es ist, mit den Yoga-Übungen den Kreislauf anzuregen, so wichtig ist es auch, ihn wieder zu entlasten.

Diese Umkehrhaltung ist für alle Frauen wichtig. Die abgebildete Übung ist eine schwangerschaftsgerechte Abwandlung der Kerze, des Schulterstandes, die dem gesamten Körper, allen inneren Organen und Drüsen eine Erfrischung zukommen läßt. Die Position ist gut geeignet als Übergang, um dich nach aktiven Dehnungen auf eine tiefe Entspannung vorzubereiten.

Du kannst die Übung auch mit einer nicht-schwangeren Partnerin oder deinem Partner durchführen: Während die Beine von ihr hochgezogen werden, lasse das Becken schwer nach unten sinken.

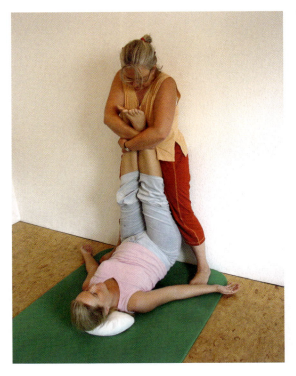

Wirkung:
Diese Hilfestellung entlastet besonders den Beckenboden und ist günstig für alle Frauen, deren Muttermund sich verfrüht geöffnet hat.

Beschwerden & Erleichterung

❧ Umkehrhaltung während des letzten Drittels der Schwangerschaft

Positioniere dich jetzt in die Seitenlage mit den Füßen in Richtung Wand. Beuge die Beine und rücke nahe an die Wand heran. Schiebe ein langes, dickes Kissen oder eine Decke so unter dich, daß du dich halb auf den Rücken, also schräg, legen kannst. Lege dann das obenliegende Bein ausgestreckt hoch an die Wand und die Hände an die Seiten oder an den Bauch. Lege auch den Kopf auf ein Kissen, löse alle Anspannung in Gesicht, Hals, Schultern und Armen.

Überlasse dich passiv dieser Erholungsposition. Löse Spannungen in den Beinen, Gesäßmuskeln, in der Bauchdecke. Beende langsam die Übung.

Nimm dann spiegelbildlich die gleiche Position auf der anderen Seite ein und entspanne dich.

Alternative zur Rückenlage:

Während des letzten Drittels der Schwangerschaft kann das Baby in der Rückenlage den Blutfluß deiner Bauchvene behindern. Wenn du dich dabei wohlfühlst, kannst du trotzdem Übungen in dieser Position ausführen.

Die ganz flache Rückenlage mit ausgestreckten Beinen ist in diesem Buch ohnehin ausgespart. Bei allen Übungen begib dich im Zweifelsfall, z.B. bei Rückenschmerzen oder Übelkeit, von der Rücken- in die Seitenlage.

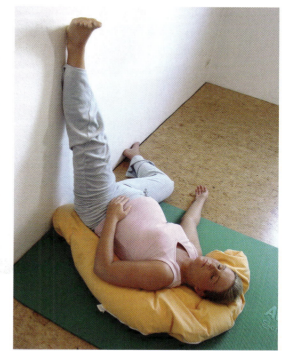

Yoga für Schwangere — 135

Beschwerden & Erleichterung

Zusätzlicher Nutzen:
> Diese schräge Lage für den Rücken, ohne das hochgelegte Bein, kann auch eine nützliche Position zum Schlafen sein. Der Rücken ist entlastet, und der Brustbereich hat mehr Freiheit zum Atmen als in der Seitenlage.

⌘ Passive Schulterbrücke
> Lege dich so auf ein breites und langes Kissen oder eine Decke, daß Schultern und Kopf unten sowie Bauch und Becken erhöht liegen. Mache diese Übung nicht, wenn du zu Sodbrennen neigst. In diesem Fall hilf das Sitzen an der Wand mit Kissen (siehe Kap. *Ruhe finden*).

Wirkung:
> Diese Position fördert, daß dein Baby sich in die Geburtsstellung mit dem Kopf nach unten dreht. Auch für nichtschwangere Frauen ist diese Übung sinnvoll, denn sie unterstützt die Beatmung des Brustbereiches.

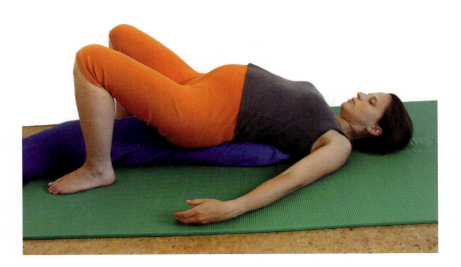

Beschwerden & Erleichterung

❧ *Sitzen auf dickem Kissen, Beine breit aufgestellt*

Wirkung:
> Für alle Frauen, die zu Krampfadern oder zu Wasserablagerungen in den Beinen neigen, ist dies eine Alternative zu Hocke, Fersensitz oder Kindhaltung. Das Blut kann hierbei ungehindert in den Beinen zirkulieren.

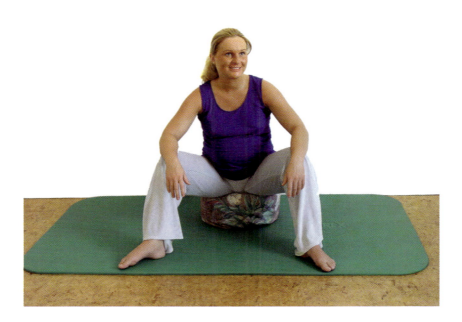

Yoga für Schwangere

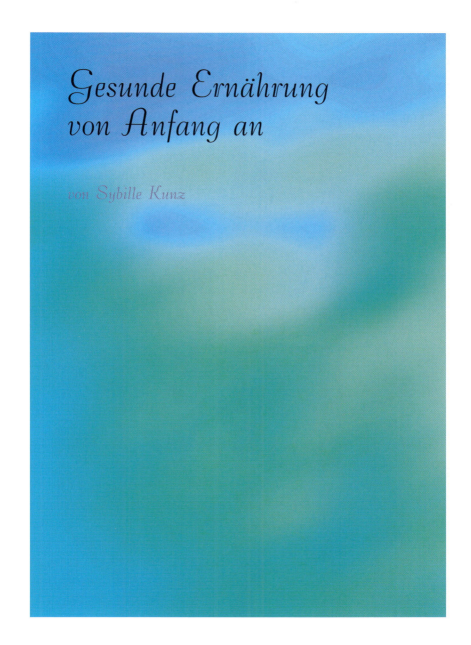

Gesunde Ernährung von Anfang an

von Sybille Kunz

Yoga für Schwangere

Gesunde Ernährung

Die positiven Wirkungen der Yoga-Übungen kannst du noch verstärken, indem du deinem Körper das gibst, was er für seine Gesunderhaltung braucht – und dich gesund ernährst. Je weniger der Körper mit Stoffen belastet ist, die er nicht verwerten kann, desto besser kann er die ihm durch Nahrung und Atmung zugeführte Energie nutzen.

Es ist ja eine große Verantwortung und stellt auch eine Herausforderung dar, mit dir und deinem Körper bewußter umzugehen. Schließlich arbeiten die Körperfunktionen in dieser Zeit für zwei. Natürlich ist es nicht immer möglich, dich und das ungeborene Baby vor schädlichen Umwelteinflüssen zu bewahren. Aber mit einer gesunden Ernährung kannst du großen Einfluß auf dein Wohlbefinden nehmen und die Weichen stellen für einen guten Start deines Kindes ins Leben.

Die richtige Ernährung fördert nicht nur unsere Gesundheit, sie vermindert auch das Risiko von Komplikationen während der Schwangerschaft und auch später während der Stillzeit. Albert Haller weist in seinem sehr lesenswerten Buch »Gefährdete Menschheit« auf folgende Ergebnisse hin:

- Die Aussichten eines Kindes auf volle Gesundheit sind viermal größer, wenn die Mutter sich während der Schwangerschaft vollwertig ernährt.
- Das Risiko, daß ein Neugeborenes eine schwächliche Gesundheit mitbekommt, ist zwanzigmal größer, wenn die Mutter von einer minderwertigen Nahrung lebte.

Es gibt viele gute Ernährungskonzepte, die hier nicht gegeneinander abgewogen werden sollen. Ich habe mich für die »Vitalstoffreiche Vollwertkost« nach Dr. Bruker, Lahnstein, entschieden und lebe seither mit meiner Familie danach. Dr. Max-Otto Bruker konnte auf einen Schatz von Erfahrung aus der Behandlung von über 30.000 Patienten zurückblicken, denen er als Heilkost eine natürliche Ernährung verordnete. Vor allem wies er darauf hin, wie schädlich sich der Konsum von Fleisch (tierisches Eiweiß) und Zucker auf die Gesundheit auswirkt. Er prägte den Begriff der »ernährungsbedingten Zivilisationskrankheiten«. Diese sind um nur einige zu nennen u. a. vor allem Zahnkaries, Fettsucht,

Gesunde Ernährung

sog. Allergien, alle Erkrankungen der Bewegungsorgane wie Arthritis und Arthrose, Stuhlverstopfung, mangelnde Infektabwehr. Durch eine vitalstoffreiche Vollwertkost lassen sich die meisten dieser Krankheiten verhüten oder zumindest lindern.

Dr. Bruker sah den Menschen als integrale Einheit aus Körper, Geist und Seele und legte großen Wert auf eine ganzheitliche Behandlung des kranken Menschen. Er ist im Jahr 2001 im Alter von 94 Jahren, mit noch vollem Haar und vollständigem Gebiß verstorben. Im Laufe seiner Schaffenszeit hat er eine ganze Reihe leicht verständlicher Bücher zu diesem Gebiet geschrieben (siehe Anhang).

Wie sieht nun diese gesunderhaltende Ernährung aus?

Die vier zu meidenden Speisen:

1. Auszugsmehle und Produkte daraus:
   Hier geht es um Mehle, die nicht aus dem ganzen Getreidekorn hergestellt werden. Auszugsmehl vom Roggen heißt Graumehl, Auszugsmehl vom Weizen Weißmehl. Produkte daraus sind also Brote, Brötchen, Kuchen, weiche Nudeln usw.
   Diesen Mehlen fehlen wichtige Vitalstoffe, vor allem das Vitamin B1, welches bedeutend für den Stoffwechsel und das Nervensystem ist.
   Wer sich nicht gleich eine eigene Getreidemühle anschaffen möchte, kann sich sein Mehl auch im Reformhaus oder im Bioladen mahlen lassen. Wichtig ist dabei, daß zwischen Mahlvorgang und Verarbeitung nicht zuviel Zeit vergeht, damit die wertvollen Vitalstoffe erhalten bleiben.
   Das Getreide ist unser wichtigster Energielieferant!

Yoga für Schwangere

Gesunde Ernährung

2. Alle Fabrikzuckerarten und Produkte daraus:
   Dazu gehören alle industriell hergestellten Zuckerarten, wie z.B. weißer und brauner Zucker, Traubenzucker, Ur-Süße und Maltodextrin.

   Diese Fabrikzuckerarten sind rein künstliche Konzentrate ohne irgendwelche verwertbaren Vitalstoffe. Es sind lediglich leere Kalorien, die unserer Gesundheit schaden. In Verbindung mit den Auszugsmehlen ist der Fabrikzucker die Hauptursache der bereits erwähnten Zivilisationskrankheiten.
   Zur Süßung sollte, wenn überhaupt, ausschließlich Roh-Rohrzucker eingesetzt werden. Bei Heißhunger auf Süßes sind Nüsse und Mandeln eine gesunde Alternative.

3. Alle raffinierten Fette:
   Margarinen (inkl. sog. Light-Produkte), gewöhnliche Öle.
   Diese Fabrikfette, die durch Raffinationsprozesse gewonnen werden (also z.B. Öle, die nicht kaltgepreßt sind), sind unnötiger Ballast für unseren Körper. Deswegen bezeichnet sie Dr. Bruker auch als »tote« Fette. Fabrikfette enthalten keine ausreichenden fettlöslichen Vitamine und ungesättigten Fettsäuren, die für den reibungslosen Abbau des gegessenen Fettes aber notwendig sind.
   Als Alternativen hierzu siehe 4. unter »Speisen, die täglich gegessen werden sollten«.

4. Für Magen-, Darm-, Leber- und Gallenempfindliche:
   Zu vermeiden sind alle Säfte aus Obst und Gemüse, gleichgültig, ob selbst hergestellt oder gekauft.
   Der Saft selbst kann zwar vom Magen-Darm-Empfindlichen durchaus vertragen werden, jedoch macht er andere Nahrungsmittel wie Vollkornbrot und Salate aus frischen Gemüsen unverträglich. Sinnvoller ist es dann, die Frucht als Ganzes zu essen.

Yoga für Schwangere

Gesunde Ernährung

Die Speisen, die täglich gegessen werden sollten:

1. Vollkornbrote, möglichst viele verschiedene Sorten.

2. Drei Eßlöffel Getreide in Form eines Frischkorngerichts (siehe Rezept).

3. Eine Frischkostbeilage, bestehend aus rohem Obst und Salaten aus rohen Gemüsen.

4. Naturbelassene Fette, d.h. Butter, Sahne und unraffinierte kaltgepreßte Öle.

Der Ernährungsforscher Prof. Kollath, einer der Wegbereiter der Vollwerternährung, prägte folgenden Satz: »Laßt die Nahrung so natürlich wie möglich.« Gemeinsam mit dem Schweizer Arzt Bircher-Benner prägte Prof. Kollath eine neue Ernährungslehre. Danach bemißt man den Wert einer Nahrung nicht mehr nach ihrem Gehalt an Kalorien und Nährstoffen, sondern nach ihrer Lebendigkeit und Natürlichkeit. D.h., wenn wir uns von natürlichen Lebensmitteln ernähren, brauchen wir uns nicht mehr um Kalorien und den Gehalt an Fett, Eiweiß und Kohlenhydraten zu kümmern. Eine einfache und sehr praktische Methode! Denn in der naturbelassenen Nahrung sind nicht nur alle Nährstoffe, sondern auch die biologischen Wirkstoffe enthalten, die für die Verwertung der Nahrung notwendig sind.

Generell sollte unsere Nahrung so frisch und naturbelassen wie möglich sein, am besten aus kontrolliert biologischem Anbau und ohne Konservierungs- und künstliche Aromastoffe.

Auf den ersten Blick gesehen, erscheint es vielleicht schwirig, den Haushalt dementsprechend umzukrempeln. Doch jede Reise beginnt mit einem kleinen Schritt. So erscheint es mir sinnvoll, zunächst mit einer Mahlzeit die Ernährung umzustellen. Vielleicht mit dem Frühstück?

Gesunde Ernährung

Hier nun ein Rezept für ein »Frischkorngericht« nach Prof. Kollath:

Rezept

Pro Person 3 Eßlöffel Getreide, gut eignen sich dafür Weizen, Dinkel oder Roggen oder eine beliebige Getreidemischung.

Diese in einer Getreide- oder Kaffeemühle grob schroten; das Mahlen immer frisch vor der Zubereitung vornehmen!

Nun das gemahlene Getreide mit kaltem, ungekochtem Leitungswasser zu einem Brei rühren und ca. 5–12 Stunden bei Zimmertemperatur stehen lassen. Die Wassermenge sollte so berechnet sein, daß nach dem Quellen nichts weggegossen zu werden braucht.

Nach der Einweichzeit werden nun frisches Obst (je nach Jahreszeit), Zitronensaft, evtl. etwas Honig, 1–3 Eßlöffel geschlagene Sahne und geriebene oder gehackte Nüsse dazugegeben. Sinnvoll ist es, einen Apfel hineinzureiben; er macht das Frischkorngericht luftig.

Und nun guten Appetit!

Eine natürliche und bekömmliche Ernährung ist – ebenso wie Yoga – ein wunderbarer Ansatz, mit dem du positive Veränderungen in deinem Leben erwirken kannst. Und in Verbindung mit der Schwangerschaft ist es ein idealer Start zu einem gesünderen und erfüllenderen Leben.

Swami Sivananda, ein großer indischer Yogi, prägte folgenden Satz: »Die Reinheit der Nahrung bewirkt die Reinigung unserer innersten Natur.«

Ayurveda, die mit dem Yoga verbundene traditionelle Heilkunst aus Indien, bezieht das Leben in all seinen Formen ein. Die ayurvedische Therapie hat das Ziel, die verlorene Balance im Menschen wiederherzustellen. Entsprechend spielt die Ernährung auch hier eine besondere Rolle.

In der ayurvedischen Ernährungslehre gibt es einige Parallelen zur Vollwertkost. So wird auch im Ayurveda der Verzehr von fleischloser Kost und Getreide empfohlen. Allerdings sind die Empfehlungen für jeden Konstitutionstyp be-

Gesunde Ernährung

züglich der Ernährungs- und Lebensweise hierbei sehr viel diffiziler. So möge jede Frau das Konzept wählen, das ihr mehr zusagt.

Ebenfalls aus dem Ayurveda stammt der Gedanke: Nahrung ist wie unser Atem, Prana, die Lebenskraft aller Wesen. Unser Leben ist eine ständige Suche nach Nahrung; sowohl seelisch als auch körperlich. Ein Sanskritsprichwort drückt dies so aus: »Leben lebt vom Leben.«

Yoga für Schwangere

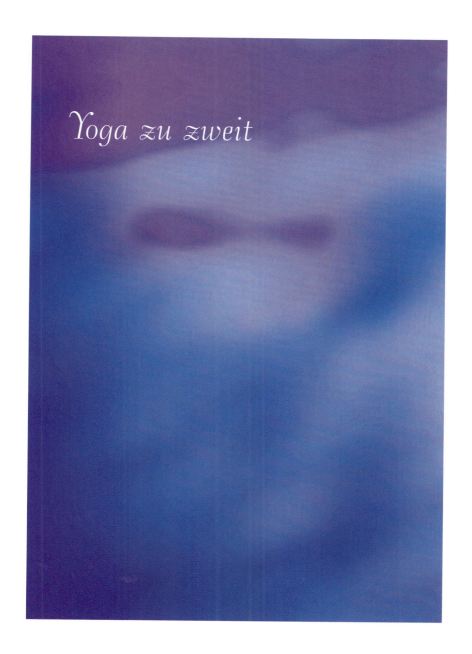

Yoga zu zweit

Yoga für Schwangere 147

Yoga zu zweit

So ham, so ham
You and me are one
So ham, so ham
Mother and me are one.*

Die Partnerübungen kannst du mit deinem Mann oder Freund, mit schwangeren oder nichtschwangeren Freundinnen ausprobieren. Auch Kinder lieben sie besonders, sie lassen sich gerne berühren.

Neben den hier gezeigten Varianten gibt es unzählige Möglichkeiten, Yoga-Übungen in dieser Art lebendig, lustig, neu und spielerisch zu erleben. So könnt ihr euch gegenseitig in den Stehübungen festhalten oder weiter in die Dehnung »ziehen«, du kannst dich in den Drehsitz hineinschieben lassen. Ein schöner Weg zur Entspannung ist es auch, wenn du passiv gedehnt wirst, indem eine Partnerin, dich an Händen und Füßen fassend, deine Arme und Beine langzieht. Wer bereits Shiatsu oder auch die ayurvedische Massage kennengelernt hat, wird Elemente daraus hier in den Partnerübungen wiederentdecken. – Oder probiert aus, gemeinsam während des Berührens am Rücken zu tönen, gemeinsam zu schwingen, zu vibrieren.

Technisch betrachtet sind in den Übungen zu zweit sowohl Erleichterung und Hilfe gegenüber dem eigenständigen Ausführen enthalten als auch Intensivierung: Vielleicht kommst du ausgeprägter in eine Stellung hinein, überwindest Hindernisse und Grenzen. Die Wärme der Berührung, die Unterstützung durch die Hände einer anderen lassen feste, verspannte Muskeln locker, weich und nachgiebig werden.

Zu zweit üben – mit einer anderen schwangeren Frau genau genommen zu viert – kann sehr innig sein, du machst Kontakterfahrungen ohne Sprechen, bist eingeladen, dein Feingefühl, deine Wahrnehmungs- und Unterscheidungs-

---

* Mantra, das ich in dieser eingängigen Sanskrit-Englisch-Verbindung von einigen bulgarischen Yoga-Lehrerinnen gelernt habe – eine Erfahrung vom internationalen Charakter des Yoga.

Yoga zu zweit

fähigkeit zu entfalten. Zugleich geben diese gemeinsamen Erfahrungen aber auch Gelegenheit, sich über die Übungen auszutauschen, die mit dem Körper gespürten Eindrücke in Worte zu fassen und sich gegenseitig mitzuteilen. So machen wir uns neu Erlebtes noch bewußter und verstärken die positiven Wirkungen.

Mit wem übst du gerne? Welche Partnerin, welchen Partner wählst du? Mit seinem Rücken, mit seinen Händen, mit seiner Art der Bewegung teilt dir ein Mensch vielleicht ganz andere Dinge mit als mit seinem Gesicht und seinen Worten. Auch mit dir selbst magst du Überraschungen erleben; du kannst leichter oder schwerer, steifer oder beweglicher, zugewandter oder ablehnender sein, als du es erwartet hast; die Mitübenden geben dir möglicherweise wundersame Rückmeldungen über deinen schönen und warmen Rücken, über deine gefühlvollen Hände ...

Achte auch auf die Grenzen, die du nicht überschreiten willst – nicht alle Kontakte sind angenehm und wollen ausgebaut werden; manche Empfindungen möchten in dir drin bleiben und verlangen nicht danach, laut ausgesprochen zu werden. Achte die Andersartigkeit einer anderen Person; es ist sehr interessant und lehrreich, den Atemrhythmus, die Statur, die Beschaffenheit anderer Menschen offen zu betrachten und sich einzufühlen. Weniger vergleichen und bewerten ist meist besser für uns.

Teile der Mitübenden oder Helferin deine Bedürfnisse mit, durch körperliche Impulse oder durch Worte; nimm auch das Maß, die Wünsche und Bewegungsgrenzen der anderen wahr, spüre nach, oder frage einfach direkt.

Partnerübungen sind ein Beziehungstraining: Kann ich beide Rollen, die aktive und die passive, spielen? Bin ich bereit, mit meiner ganzen Aufmerksamkeit bei einem anderen Menschen zu sein? Kann ich andererseits alle Eigenaktivität aufgeben, mich anvertrauen und mich führen lassen? Kann ich mich in gemeinsamen Bewegungen anpassen, ohne mich selbst zu verlieren? Mich in einen gemeinsamen Rhythmus begeben, aber auch einmal Widerstand leisten und das Eigene deutlicher zeigen?

Yoga zu zweit

Diese Übungsweise ist ein Schritt dahin, die ethischen Grundlagen des Yoga in unserem praktischen Tun zu verwirklichen, Achtung und Selbstachtung zu leben.

☙ Rücken an Rücken

Setze dich mit einer Partnerin oder einem Partner Rücken an Rücken mit ausgestreckten Beinen. Stellt auch im unteren Teil des Rückens einen guten Kontakt her. Achtet darauf, daß beide sich gestützt und nicht belastet fühlen. Nehmt die eigene Atembewegung und auch die Atembewegung im Rücken der Partnerin/des Partners wahr. (Abb. 1)

Berührt euch an den Seiten mit den Händen, ohne allzu fest zu halten, vor allem bei unterschiedlich langen Armen. (Abb. 2)

Führt langsam die Arme zusammen aufwärts. Spürt genau, wie weit es angenehm ist, wann sich die Hände voneinander lösen sollen. (Abb. 3, 4 [S. 152])

Nun zieht jede/r für sich die Arme nach vorn und wieder nach unten (Abb. 5, S. 152), dann beginnt neu. Möglicher Atemrhythmus: Einatmend nach oben, ausatmend nach unten.

Nehmt nach der Übung den Rückenkontakt wieder neu wahr. Dann löst eure Rücken sanft voneinander, spürt wieder den eigenen Rücken. Danach dreht euch herum, schaut euch an, und tauscht die Erfahrungen aus.

Yoga zu zweit

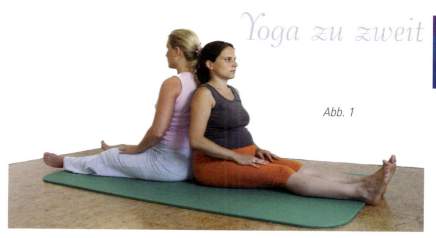

Abb. 1

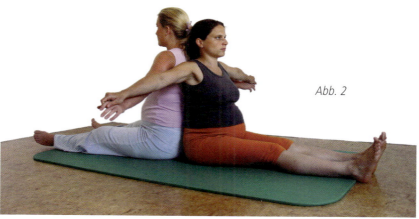

Abb. 2

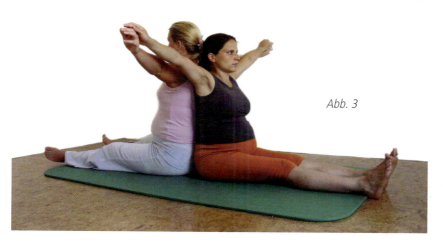

Abb. 3

Yoga für Schwangere

Yoga zu zweit

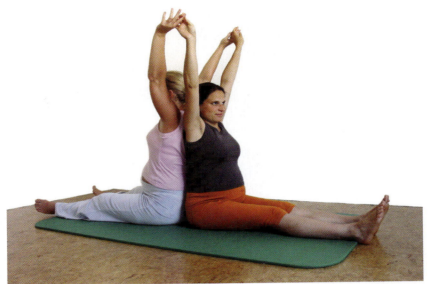

Abb. 4

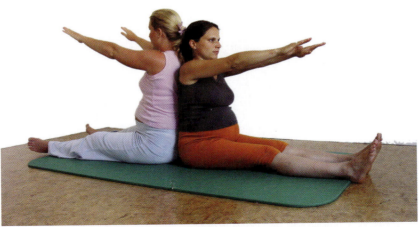

Abb. 5

152   *Yoga für Schwangere*

Yoga zu zweit

❦ Drehsitz zu zweit

Von der Ausgangsposition Rücken an Rücken mit leicht geöffneten ausgestreckten Beinen ausgehend, bewegt beide eure rechte Schulter gleichzeitig nach hinten. (Abb. 1)

Dann nehmt die Hände und Arme mit in die Drehung nach rechts hinein. (Abb. 2, 3)

Verweilt einige Atemzüge lang in dieser Position. Macht die Rückenmuskeln mit jeder Ausatmung weicher.

Wenn eine Partnerin sich zurückdrehen möchte, dann beendet die Übung.

Stellt wieder eine gute Ausgangsposition her, und übt zur anderen Seite.

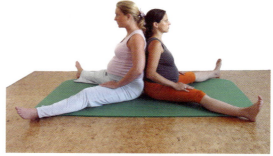

Abb. 1

Abb. 2

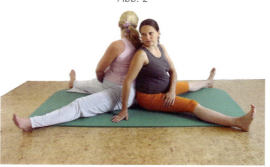

Abb. 3

Yoga für Schwangere

Yoga zu zweit

❦ Vorbeuge mit Hilfe

Die Übende sitzt in einem aufgerichteten Grätschsitz. Die Helferin sitzt hinter ihr, legt die Hände neben die Wirbelsäule an den unteren Teil des Rückens und schiebt die Übende langsam nach vorne, wobei sie ihre Hände langsam vom unteren zum mittleren Teil des Rückens bringt. Die Übende läßt sich in die Vorwärtsbeuge hineinschieben.

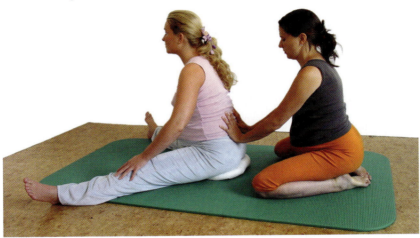

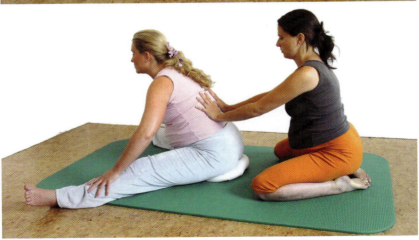

Yoga zu zweit

Achte als Helferin auf deine eigene Bequemlichkeit. Eine Möglichkeit ist der auf dem Bild vorgestellte Sitz auf einem Fuß und einem Knie, der es erlaubt, aus der Kraft und Bewegung des eigenen unteren Rückenbereichs zu arbeiten.

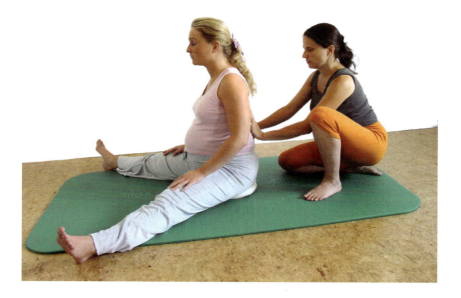

Nutze deinen eigenen Atemrhythmus: Atme aus, wenn du am meisten Kraft einsetzt.

Übe den Druck auf die Muskulatur neben der Wirbelsäule aus.

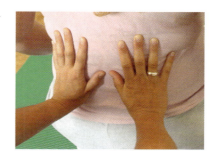

Yoga für Schwangere

Yoga zu zweit

❧ Rückenstreichen in Bauchseitenlage

Streiche zunächst einige Male flächig mit beiden Händen von oben nach unten neben der Wirbelsäule entlang. (Abb. 1, 1a)

Setze dann mit beiden Händen jeweils dicht neben der Wirbelsäule an, und schiebe von der Mitte nach außen, als wolltest du den Rücken verbreitern. Gehe in dieser Art wieder einige Male von oben nach unten. (Abb. 2, 2a)

Schließlich lege die Hände in der Rückenmitte neben die Wirbelsäule. Ziehe diagonal einige Male nach rechts oben außen und links unten außen, danach umgekehrt. (Abb. 3, 3a; S. 158)

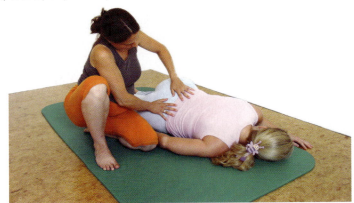

Abb. 1

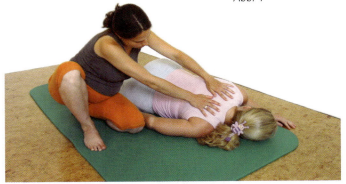

Abb. 1a

Yoga zu zweit

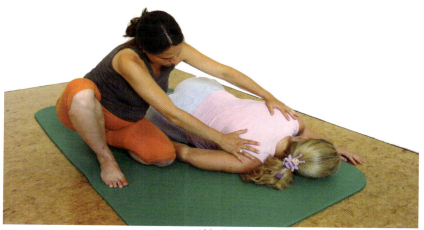

Abb. 2

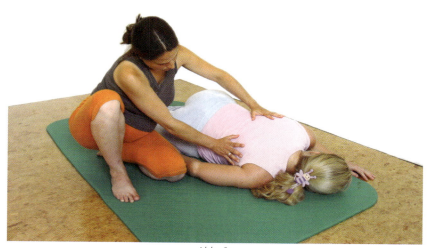

Abb. 2a

Yoga für Schwangere

Yoga zu zweit

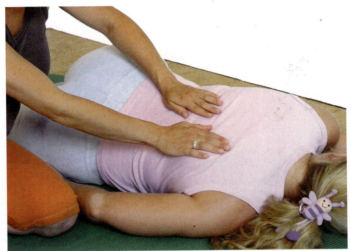

Abb. 3

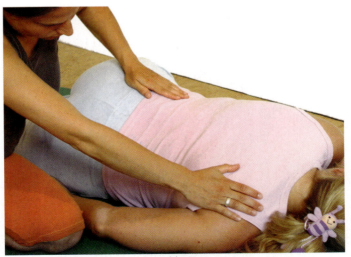

Abb. 3a

158 Yoga für Schwangere

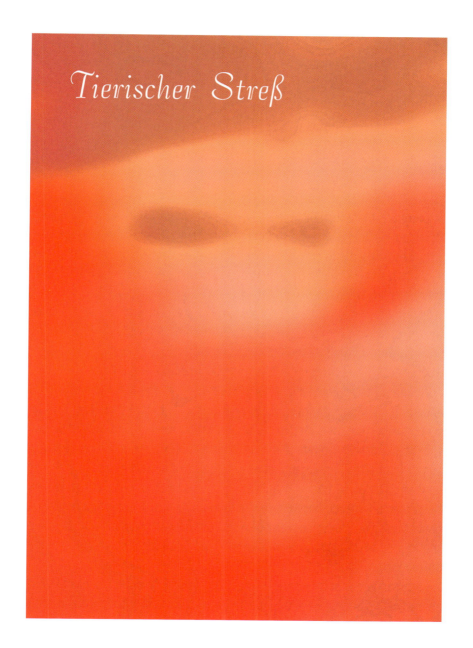

Tierischer Streß

*Gib mir die Gelassenheit,
das zu akzeptieren, was ich nicht verändern kann,
den Mut,
das zu verändern, was ich ändern kann,
und die Weisheit,
das eine vom anderen zu unterscheiden.*
(Oetinger)

Es ist für uns Menschen nicht leicht, wieder Wohlgefühl und Ausgeglichenheit zu finden, nachdem wir eine spannungsgeladene Situation durchlebt haben. Wir leben und arbeiten oft weiter, gehen in andere Situationen hinein, während uns der vorherige Ärger noch in den Knochen steckt oder es uns die Sprache verschlagen hat.

Streß erleben wir immer auch körperlich. In einer Situation, in der wir nicht wissen, ob unsere Verhaltensweisen zur Problemlösung ausreichen, fühlen wir uns bedroht und hilflos. Die Crux mit uns Menschen ist ja, daß die uralten Überlebensreflexe unserer Vorfahren in uns lebendig sind. Wir reagieren bei Aufregung, beispielsweise in einer Besprechung, körperlich, als würden wir angegriffen und müßten weglaufen oder einen Kampf antreten. Physisch gesehen bleiben wir oft mitten in der Streßreaktion stecken und gehen mit verspannten Muskeln, hohem Blutdruck oder nervöser Unruhe, Appetitlosigkeit aus der Situation hinaus und sind anfälliger für Krankheiten. Es fällt uns schwerer als den Tieren, ein nicht mehr aktuelles Erlebnis hinter uns zu lassen. Oft wirken dann auch noch gespeicherte Gedanken und Bewertungen als negative Verstärker. Wir verstärken beispielsweise mit Selbstvorwürfen unsere Anspannung, anstatt unvorhergesehene Situationen als Chance zum Lernen aufzunehmen.

Als Schwangere hast du vermehrt Anlaß, gestreßt zu sein. Du bist nicht krank, aber es gelten andere Regeln für deine Gesundheit und Ausgeglichenheit, als

Tierischer Streß

es der gewohnten Leistungsorientierung in unserer Gesellschaft entspricht. Du brauchst einfach mehr frische Luft als andere, suchst öfter eine Toilette auf, kannst dich in einem etwas volleren Bus nicht mehr ganz so gut bewegen wie sonst.

Mache dir bewußt, auf welche Weise du vergangene Streßsituationen bewältigt hast. Auch in unseren scheinbaren Schwächen wie Wutausbrüchen oder Weglaufen stecken oft Potentiale von Konfliktfähigkeit oder Flexibilität. Passe deine Maßstäbe deinem neuen und veränderten Befinden an: Brauchst du früher als sonst Schutz und Rückzug? Bist du selbstbewußt als Frau wie noch nie und vertrittst laut deine Bedürfnisse?

Yoga hilft auf lustvolle und kreative Art, Streß zu bewältigen: Wir lernen während der Übungen, die Weisheit des Körpers zu verstehen und zu achten. Sich den Beschwerden und Symptomen zuzuwenden, kann der erste Schritt zu ihrer Auflösung sein.

Das System der Hatha-Yoga-Übungen können wir auch als ein Spektrum mit allen Facetten menschlichen Verhaltens begreifen: Wir erproben in den Haltungen neue Möglichkeiten. Was körperlich erfahren und ausprobiert wird, kann uns Anhaltspunkte dafür geben, wie wir unser alltägliches Verhalten bewußter gestalten können: Kannst du einen sicheren eigenen Standpunkt einnehmen? Verfügst du über Flexibilität, kannst du auch einmal nachgeben?

Exemplarisch für unterschiedliche Streßmuster und sozialen Ausdruck seien hier drei Stellungen vorgestellt.

Die Heldin:
Stelle dir dabei vor, daß du in einem Konflikt frontal und direkt auf die Angelegenheit zugehst, deinem Gegenüber in die Augen schaust und standhältst. Wie fühlst du dich als Heldin?

Tierischer Streß

Das Dreieck:
Wenn du nach links schaust, stell dir vor, daß sich dort ein Hindernis, eine unangenehme Situation befindet. Du entscheidest dich, auszuweichen, gibst nach, läßt dich flexibel nach rechts sinken – hast aber die Situation links ganz wach im Auge und kommst wieder zu einer bewußten und hoch aufgerichteten Stehhaltung zurück!

Die Kindhaltung:
Kannst du dich auf diese Rückzugshaltung einlassen? Wie ein Tier, das sich tot stellt, verharrst du, gibst es auf, eine Situation zu kontrollieren, wartest passiv ab, was geschieht. Dein Rücken ist wie ein Schutzpanzer für die empfindliche Vorderseite und die Innenräume.

Tierischer Streß

❦ Heldin

Drehe aus dem Stehen den linken Fuß um 45° nach außen, mache mit dem rechten Fuß einen großen Schritt nach vorn. Wähle oder korrigiere den Abstand so, daß du sicher stehen kannst. Stehe fest auf beiden Füßen, richte Oberkörper, Blick und beide Hüften frontal nach vorn aus. (Abb. 1)

Hebe langsam beide Arme nach vorn und dann nach oben, halte die Schultern breit und gesenkt. (Abb. 2)

Gehe weiter in die Dehnung, schaue leicht nach oben. Beuge das vordere Knie, bis es über dem Fuß ist. Bleibe mit dem Gewicht auf beiden Füßen, halte die Wirbelsäule senkrecht im Lot. (Abb. 3)

Komme zurück in die Ausgangshaltung, entspanne, und wechsle dann zur anderen Seite.

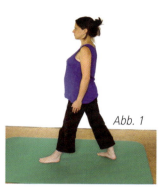

Abb. 1

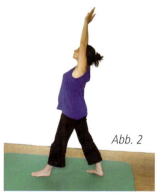

Abb. 2

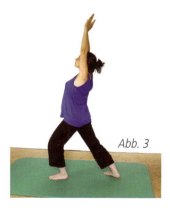

Abb. 3

Yoga für Schwangere

Tierischer Streß

ଔ Dreieck

Stelle dich in eine leichte Grätsche, die Fußaußenseiten parallel, gib etwas Druck mit Ballen und Fersen in den Boden, bewege das Steißbein nach vorn, so daß ein kompaktes Gefühl in den Muskeln zwischen Steißbein und Schambein, also im Beckenboden, entsteht. Richte dich auf. (Abb. 1)

Drehe den rechten Fuß um 90° nach rechts, den linken etwas einwärts. (Abb. 2)

Schaue nach links, als wolltest du sehen, was dort los ist. Bleibe fest auf der Fußaußenkante des linken Fußes stehen, halte die linke Hüfte hinten. (Abb. 3)

Schaue in die Innenfläche der linken Hand, während du den Arm weiter nach außen und nach oben führst. (Abb. 4)

Wenn du sicher stehst, gehe so weit in die Ausweichbewegung zur Seite, daß der linke Arm nach oben zeigt. (Abb. 5)

Verstärke erneut die Verbindung der Füße mit dem Boden, komme wieder zu einem großen, aufgerichteten Stehen und dann zurück in den symmetrischen Grätschstand.

Übe das Dreieck zur anderen Seite.

Tierischer Streß

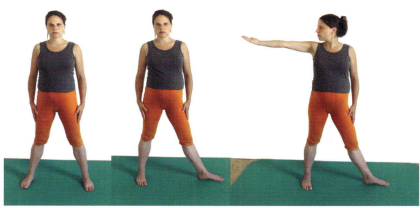

Abb. 1   Abb. 2   Abb. 3

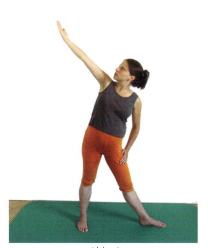

Abb. 4

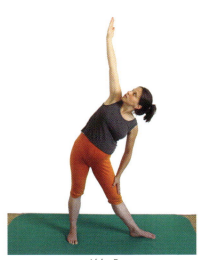

Abb. 5

Yoga für Schwangere   165

Tierischer Streß

❧ Kindhaltung

Komme aus dem Vierfüßlerstand (S. 36) mit geöffneten Knien wie in der Katze mit dem Gesäß nach hinten. Lasse dich jetzt hier nieder, und verweile. Lege Stirn und Unterarme bequem ab.

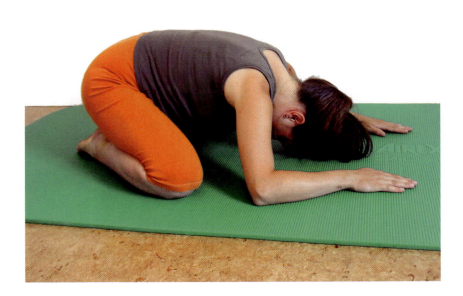

Yoga für Schwangere

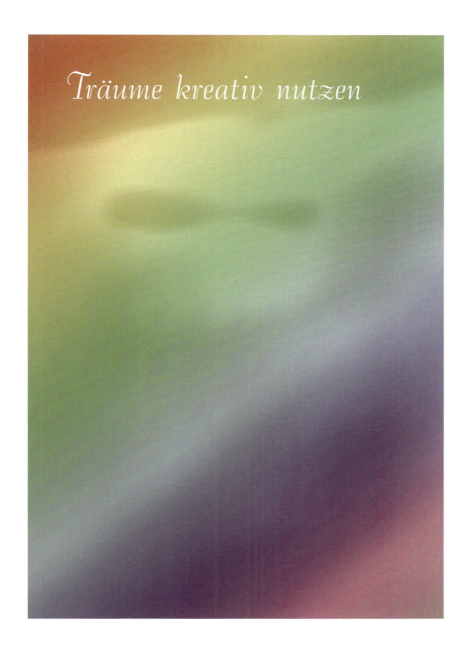

Träume kreativ nutzen

Träume kreativ nutzen

*G*eh in dich hinein,
und hole das Wissen aus deinem eigenen Selbst heraus.
(Vivekananda)

Träume sind ein Geschenk. Es liegt ein wertvolles menschliches Potential darin, daß uns im Schlaf Bilder und Erlebnisse zufließen, die ganz individuell und eigen sind.

Durch das Üben von Yoga wird sich dein Schlaf verbessern, echte Tiefschlafphasen, die gewöhnlich erst nach mehrstündigem Ruhen eintreten, werden ausgeprägter. Das Träumen danach kann ebenfalls intensiver werden, zumal ungewohnte Worte oder Bilder und die Belebung sonst wenig benutzter Körperpartien den Hirnzellen neues Material zum Verarbeiten geben.

Mit ein wenig Übung wirst du dich an deine Träume der Nacht erinnern und sie behalten können. Sie können dir helfen, die gewaltigen körperlichen und sozialen Veränderungen, die Schwangerschaft und Geburt mit sich bringen, gut zu durchleben. Oft begreifen wir gar nicht, was geschieht, staunen wie ein Kind, dem wir erzählen, daß eine unscheinbare Raupe sich in einen bunten Schmetterling verwandelt oder daß aus einem eben noch flüssigen Teig im Backofen ein Kuchen geworden ist. Fühlst du dich nicht manchmal wie in einer zweiten Pubertät mit all diesen geheimnisvollen neuen Körperteilen – Mutterkuchen, Fruchtwasser, Nabelschnur, später die vollen Milchdrüsen?

Träume drücken oft Themen aus, mit denen wir im Wachzustand noch nicht fertig geworden sind. Auch wenn ein Traum schreckliche Szenen enthält, sogar, wenn er uns aus einer ungelösten Situation plötzlich aufwachen läßt – immer gibt es Symbole, Handlungen oder Stellvertreter-Akteure im Traum, die uns Hinweise auf Aspekte von uns selbst geben können.

Probiere einmal aus, Handlungen oder Bewegungen, die du im Traum ausgeführt hast, mit einer Yoga-ähnlichen Geste oder Körperposition zu wiederholen.

Träume kreativ nutzen

Die Verbindung von Traum und Yoga könnte beispielsweise so aussehen, daß ein Traum, in dem als Metapher ein Baum vorkommt, besser verstanden wird, wenn man die Yoga-Stellung Baum einnimmt und die Eigenschaften des Baumes auch mit dem Körper erspürt. Die Stärken und Schwächen des persönlichen Baumes können deutlicher hervortreten, die Assoziationen zu Stärken und Schwächen im sozialen Leben werden angeregt.

Du kannst ein Symbol, eine Bewegung oder Haltung direkt aus dem Traum verwenden, z.B. eine Vogelstellung oder einen Baum, eine Bewegung wie Bükken oder Gehen, um dadurch die Eigenart dieses Zustands und die Schwierigkeiten besser zu verstehen. Das kann dir helfen, ein Thema tiefer zu durchdringen und Klärungen für ungewohnte, ungelöste neue Lebenssituationen zu finden.* Diese selbstbestimmte Art, an Träume heranzugehen, wird dir viel Sicherheit geben. Der Körper lügt nicht. Eigene ganz individuelle Empfindungen und Assoziationen sind sinnvoller als ein Lexikon der Traumsymbole.

Durch Aufschreiben, körperliches Nachempfinden und Gespräche über deine Träume kannst du beginnen, sie als Entscheidungshilfen und Wegweiser für praktische Lebensthemen zu nutzen. Oft haben wir auch im Traum Dinge schon bewältigt, die wir uns in der Realität noch nicht zutrauen. Das Nacharbeiten des Traumes mit Yoga hilft, solche positiven Qualitäten stärker ins reale Leben hereinzuholen.

---

* In meiner Arbeit an der FH München, Gesundheitspädagogik, habe ich diesen Ansatz, mit Träumen und Yoga an der Selbstheilung zu arbeiten, ausführlich dargestellt.

Träume kreativ nutzen

❃ Schmetterling

Lege im Sitzen beide Fußsohlen aneinander, halte die Füße oder Fußgelenke fest, und lasse die Knie von den Hüften weg nach außen sinken.

Schließe die Augen, bewege das Brustbein nach vorn oben. Spüre deinen Atem. Spüre tief in Bauch und Becken hinein.

Stelle dir vor, wie du dich selbst aus einer starren Raupe in einen lebendigen Schmetterling verwandelst.

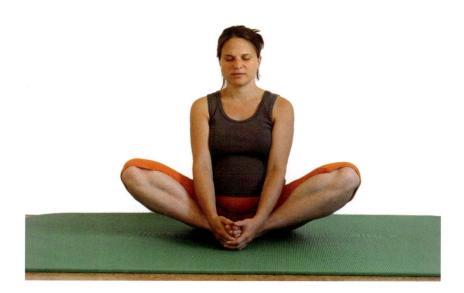

Träume kreativ nutzen

☙ Halber liegender Schmetterling

Stelle in der Rückenlage zuerst beide Füße auf, und lasse dann ein Bein nach außen sinken.

Verweile mehrere Atemzüge lang in dieser Position, und entspanne dich. Lasse eine tiefe Bauchatmung zu. Stelle dir vor, daß der Atem sogar durch das geöffnete Hüftgelenk hindurch in den Oberschenkel dringt wie ein Fluß.

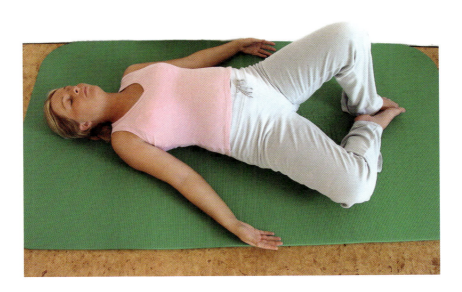

Und die weiteren
Aussichten —
sich selbst
wie eine Mutter lieben

Die weiteren Aussichten

*A*lles, was wir für uns selbst tun,
was uns guttut,
ist auch ein Beitrag,
positive Energien in die Welt zu bringen!
(Mira Müller-Grosse)*

»Dann kann ich endlich wieder fliegen, dann wird im Nest mein Baby liegen ...«, so singt ein brütendes Vogelweibchen in einem Kinderlied. Sehnst du dich nach flachem Bauch, flinken Läufen, hohen Sprüngen?

Zum ersten Mal Mutter zu werden oder noch ein Kind mehr in der Familie zu haben, bedeutet für dich mehr Kontakt, mehr Gebrauchtwerden, mehr Beziehungsmöglichkeiten, neue Entwicklungschancen und Lernaufgaben — aber zuerst einmal ganz lapidar: eigene Bedürfnisse zurückstecken, für andere mitdenken, ausgleichend wirken und viel Verantwortung übernehmen.

Besonders gut kann dies eine zufriedene Mutter, die nicht ausschließlich Gebende ist, sondern auch für sich selbst sorgt, sich holt, was sie braucht. Gib dir daher zuallererst Anerkennung für das, was du tust, für die lebensnotwendigen Tätigkeiten wie füttern, Kinder und Wohnung reinigen oder einkaufen. Es ist nicht weniger als das Leben selbst, was du die Kleinen lehrst durch deine Anwesenheit, deinen Körpereinsatz und dein Sprechen!**

Mutter werden, Kinder aufziehen und einen Haushalt führen: all das läßt dich Erfahrungen machen, die in Qualifikationskursen für Führungskräfte mühsam erarbeitet werden müssen: Einsatz rund um die Uhr, Einfühlungsvermögen, Entscheidungsfähigkeit, Organisationstalent — und das alles mit klarem Kopf. Sich selbst Anerkennung für die Mutterschaft zu schenken ist für eine Frau

---

* Mira Müller-Grosse gehört der Gruppe Life-Foundation an, die mit Yoga-Elementen Menschen in Krisen hilft und Hilfen für Helfer anbietet. S. a.: Patel, Dr. Mansukh und Waters, Dr. Helena: Der Tanz zwischen Freude und Schmerz.

** Eine moderne Feministin hat sich sehr inspirierend des Themas Hausarbeit angenommen, in emanzipierten Kreisen oft eher ein Tabuthema: s. Markert, Dorothee: Wachsen am Mehr anderer Frauen.

Die weiteren Aussichten

nicht leicht, da der Bereich und die Tätigkeiten der Mutter in Köpfen und Einstellungen immer noch abgewertet werden. Hier Selbstbewußtsein zu entwickeln setzt voraus, daß wir unsere eigene Mutter anerkennen. Damit ist nicht gemeint, daß ich alles unkritisch von ihr annehme, sondern eine elementare Einstellung von Dankbarkeit entwickle der Frau gegenüber, die mir das Leben geschenkt hat.*

Muttersein ist eine Lebensphase, die dich nicht frustrieren muß, im Gegenteil. Richtig genutzt kannst du in dieser Zeit deine Persönlichkeit weiterentwickeln und kleinmütige Ängste, negative eingefahrene Verhaltensmuster wie Ablehnung anderer Menschen oder egoistische Gier überwinden.** Kleine Schritte zu diesen großen Zielen sind: ausreichend Kontakte zu anderen erwachsenen Menschen zu pflegen; wo du überfordert bist, für Entlastung und Hilfe durch andere zu sorgen; Auszeiten zu nehmen. Auch fünf Minuten Dehnen oder bewußtes Atmen ist eine solche wertvolle Auszeit.

Lasse dich auf die Symbiose mit dem Neugeborenen ein; es ist eine besondere Phase – fast wie Verliebtsein –, die ohnehin nur wenige Monate dauert. Wenn diese Zeit der engen Zweisamkeit endet, nehmen auch deine Interessen für andere Dinge wieder zu.

Die körperlichen Anforderungen durch kleine Kinder bleiben aber über einen Zeitraum von mehreren Jahren bestehen; allein das nächtliche Aufstehen und das Tragen der Kinder sind große Anstrengungen. Daher tust du gut daran, dir in der eigenen Wohnung einen Rückzugsort, z.B. zum Yoga-Üben, einzurichten und dir bald Aktivitäten außer Haus zu suchen, z.B. Kurse, die du ohne Kinder wahrnehmen kannst.

Die Yoga-Übungen in diesem Buch sind alle auch für die Zeit nach der Geburt geeignet. Darüber hinaus gibt es viele rückbildende, den Bauch und den Rücken kräftigende Übungen und Übungsweisen im Yoga. Eine sanfte Kräftigung,

---

* S. den Aufsatz der italienischen Philosophin Luisa Muraro in: Markert, D. S.90 ff.
** Eine der wenigen geistigen Lehrerinnen, die auf das Leben als Mutter eingehen, ist eine amerikanische Buddhistin; sie beschreibt Mutterschaft als einen möglichen Pfad spiritueller Entwicklung. S. Allione, Tsültrim: Tibets weise Frauen.

Die weiteren Aussichten

die du auch sofort nach der Geburt schon üben kannst, ist die unten dargestellte Päckchenhaltung.

Die Stellung der Kuh sieht auf den ersten Blick belustigend aus. Dann auch noch dieser dumme Name! Doch erinnere dich an die grundlegende nahrungspendende und volkswirtschaftliche Bedeutung, die Kuhmilch für uns hat! Dieses meist zufriedene, gelassene und sorglose Tier kann uns lehren, die weibliche Macht der Ernährerin selbstbewußt anzunehmen. In Indien sind Kühe noch heute heilig, ihre Milch wird als Lebenssaft der Mutter Erde selbst gewürdigt.

Beide Teile dieser Kuh-Position sind auch für sich allein geübt sehr wertvoll: die Armhaltung sorgt für eine befreiende Schulter- und Brustkorböffnung; es ist auch eine der Bewegungen, die unsere Brustmuskeln und alle Gewebeschichten der Brüste beleben und so für das Ausdehnen und Füllen der mütterlichen Brüste vorbereiten. Die Sitzhaltung der Kuh wird auch Ischiassitz genannt und beugt Schmerzen in diesem Bereich vor.

Die weiteren Aussichten

✿ Mutterhaltung

Setze dich auf die Unterlage. Strecke ein Bein locker aus, hole das andere Bein behutsam heran, halte es mit den Händen, oder lege es in die Unterarme hinein.

Bewege dich sanft schaukelnd. Das Bein wird bewegt, als würde es getragen, gewiegt wie ein Baby. Bewege das Bein leicht von links nach rechts, oder hole es zu dir heran, Gesäß und Rücken dürfen mit in Bewegung kommen.

Schließe die Augen, wenn du willst. Lasse den Atem fließen.

Wende dich diesem passiven Bein – also dir selbst – zu, als sei es ein Baby. Übe, dich selbst zu bemuttern.

Dann stelle beide Füße auf den Boden, lege die Arme über die

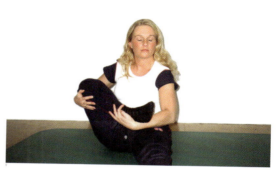

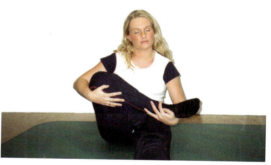

Beine, und ruhe dich aus. Spüre in das bewegte Bein und die bewegte Hüfte hinein.

Übe dann zur anderen Seite.

Yoga für Schwangere

Die weiteren Aussichten

ᛤ Päckchen (nach der Geburt)

Für diese Übung ziehe beide Knie geschlossen über den Bauch heran. Lege auf jedes Knie eine Hand, so daß die Finger fußwärts zeigen.

Nimm wahr, wie der untere Rücken auf dem Boden massiert wird. Lasse bei jeder Ausatmung den Bauch nach innen gehen, die Oberschenkel sanft näher zum Bauch sinken, lasse beim Einatmen die Knie weiter weg ziehen, bis sich die Arme strecken.

Komm zurück in die Rückenlage, beobachte, wie dein Rücken jetzt aufliegt.

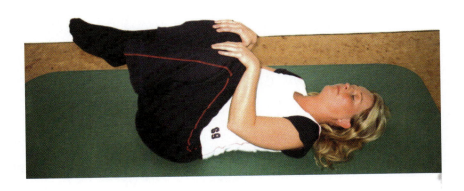

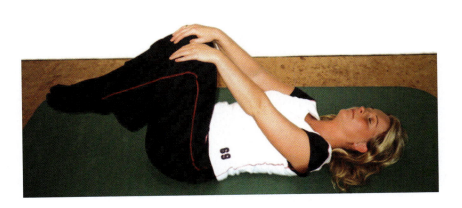

Die weiteren Aussichten

❀ Kuh

Aus dem Vierfüßlerstand bringe das rechte Bein gekreuzt hinter das linke, Knie hinter Knie. (Abb. 1, 2)

Lege die Füße weiter auseinander, gehe mit dem Gesäß langsam nach hinten. (Abb. 3)

Lasse dich zwischen den Füßen nieder, pendle, schaukele, komme nach und nach auf beiden Gesäßseiten zum Sitzen. Ein Kissen unter dem Po erleichtert die Position. (Abb. 4)

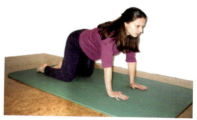

Abb. 1

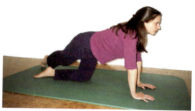

Abb. 2

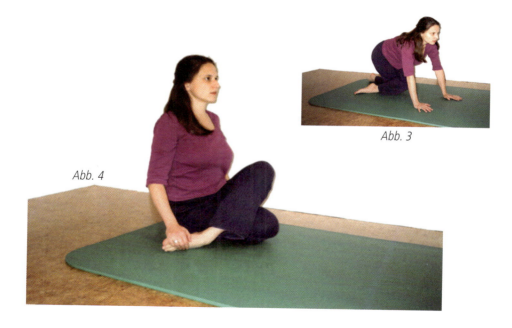

Abb. 3

Abb. 4

Yoga für Schwangere

Die weiteren Aussichten

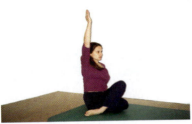

Abb. 5

Bringe nun den linken Arm weit nach oben, winkle ihn dann an, und taste dich mit der Hand von oben zwischen die Schulterblätter. (Abb. 5)

Drehe den rechten Arm nach außen unten und hinten, und schiebe ihn dann sanft den Rücken aufwärts, so daß beide Hände ineinandergreifen können. (Abb. 6)

Richte den Brustkorb auf, schaue nach vorn. – Ein Gurt zwischen den Händen erleichtert die Position.

Kannst du verweilen? Kannst du deinen Rücken in seiner Gesamtheit erspüren?

Löse dich behutsam, komme zurück in den Vierfüßlerstand, wähle eine dir angenehme Position zur Zwischenentspannung.

Übe zur anderen Seite.

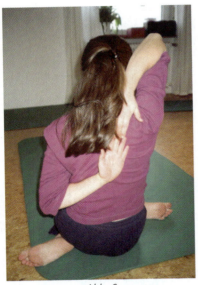

Abb. 6

Yoga –
weiblich und schöpferisch

Yoga für Schwangere

Yoga – weiblich und schöpferisch

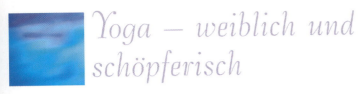

S araswati
Maha Lakshmi
Durga Devi Namaha.*

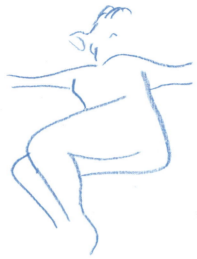

Dieses Bild eines Körpers wirkt wie eine Landschaft mit Bergen und Tälern. Ist unser Körper nicht wie die Erde? Ist unser Leben nicht wie ein Weg durch Tiefen und Höhen, Abgründe und Ausblicke?

Wenn du in einer solch markanten Lebensphase, wie es Schwangerschaft und Geburt sind, Yoga-Erfahrungen gesammelt hast, wirst du vielleicht auch in anderen Zeiten Freude daran finden oder auf Yoga zurückgreifen, wenn seine Effekte in anstrengenden Perioden von Umbruch und Veränderung besonders notwendig sind
Ob du es als Fitneßtraining nutzt, als Konzentrationsübung, Ruhe und Entspannung suchst oder einen Weg zur spirituellen Entwicklung – Yoga ist offen und undogmatisch. Es entspricht einer weiblichen Übungspraxis, ganz pragmatisch und direkt von den jeweiligen Bedürfnissen auszugehen.

*Mantra, das drei weibliche Gottheiten des Hinduismus besingt. Saraswati ist eine Göttin des Redeflusses, Maha Lakshmi steht für Fruchtbarkeit und Fülle, und Durga ist, ähnlich der Göttin Kali, der Aspekt der Vollendung und Zerstörung.

Yoga – weiblich und schöpferisch

Im Yoga ist die traditionelle Lernweise das lebendige Band zwischen Lehrer(in) und Schüler(in). Dies regt uns an, das eigene Wachsen über die fragende Haltung in einer Beziehung voranzubringen. Diese personenbezogene Art des Lernens im Yoga habe ich selbst zutiefst schätzen gelernt, als ich mich mit den Theorien der italienischen Feministinnen befaßte.[*]

Im Zusammenhang mit Lernen, Entwicklung und Beziehungen taucht bei diesen Theoretikerinnen der Begriff der »Differenz« auf: In der Lebenssituation zwischen Mutter und Tochter ist die Erfahrung enthalten, daß es eine andere Frau gibt, die mehr weiß, die ein »Mehr« an Erfahrungen hat. Dies bedeutet speziell für Frauen eine Entwicklungschance – es ist möglich, daß eine andere Frau dieses »Mehr« hat, also kann auch ich selbst dieses »Mehr« entfalten, mich weiterentwickeln.

Eine wissende, große, machtvolle Frau ist somit als Denkmodell in den Köpfen möglich. An diese ursprüngliche Erfahrung einer ungleichen Beziehung, einer Differenz, zwischen zwei Frauen, zwischen Mutter und Tochter, wieder anzuknüpfen macht es Frauen also möglich, sich Lehrerinnen zu suchen, sie zu befragen, von ihnen zu lernen, und dann mit Wissen, Führungsqualitäten und Sicherheit in die Welt hineinzugehen und sie mitzugestalten.

Nicht nur gegenüber anderen Frauen in echten Führungsrollen – Mutter, Lehrerin, Ausbilderin, Chefin – ist diese Sichtweise von Bedeutung, sondern auch in allen anderen Beziehungen von Frauen untereinander, z.B. unter Kolleginnen und Freundinnen. Immer kann ich jetzt denken, daß eine andere Frau in einigen Aspekten mehr weiß oder kann als ich selbst – ohne daß ich deswegen klein, ohnmächtig oder unfähig bin. Es ist mir dann möglich, mich einer anderen Frau anzuvertrauen, von ihr zu lernen. Für diese Art der Beziehung haben die italienischen Feministinnen den Begriff »Affidamento« geprägt.

Nimm also die Gelegenheit wahr, dir im Yoga kompetente Vorbilder zu suchen, mit und von anderen Frauen zu lernen. Es wird dir helfen, die eigenen Ressourcen zu stärken, sie dir bewußt zu machen und zum Ausdruck zu

---

[*] S. dazu meine Arbeit: Weibliche Autorität im Yoga, Ein Erfahrungsbericht.

Yoga – weiblich und schöpferisch

bringen. Yoga ist ein Weg; wenn wir auf einer anstrengenden Bergwanderung einen Gipfel erreicht haben, sind wir leicht und froh. Zugleich wird der Blick auf neue Berge und Herausforderungen frei. So auch nach der Bewältigung von Schwangerschaft und Geburt – viele neue Möglichkeiten und Themen locken dich und berühren deinen Weg.

Unsere Körperzellen teilen und erneuern sich unentwegt, immer wieder »gebären« wir uns selbst neu. Sind die Wege auch oft verschlungen oder umständlich – mit Yoga als Begleitung wird dein Lebensweg kein Irrgarten. Du wirst keine Energie in Sackgassen verschwenden, sondern gute Lösungen erleben. Von unterschiedlichen Fragestellungen aus findest du immer wieder neue Zugänge zum Yoga.

Yoga führt dich durch alle Teile und Wachstumsphasen eines Baumes mit seinen Wurzeln, dem strukturgebenden Stamm und den Ästen, mit der schützenden Rinde, mit seinen ungeahnten Düften, der Vielfalt von Blättern, Knospen, Blüten, Früchten und Samen. Du bist eingeladen, deinen eigenen Lebensbaum in all seinen Stufen und Abschnitten zu entfalten!

Yoga – weiblich und schöpferisch

☙ Baum

Stelle dich auf ein Bein. Verwurzele den Standfuß gut im Boden, auch die Innenseite des Fußes. Lasse das Knie des angehobenen Beines wie einen Ast weit nach außen wachsen. (Abb. 1)

Bringe die Hände in die Sammlungshaltung, und schaue fest auf einen Punkt. Lasse beide Arme wie Äste weit nach oben wachsen. (Abb. 2)

jNun öffne die Arme weit. (Abb. 3)

Stelle dir über deinen Handflächen, Arminnenseiten und Brüsten eine riesige Baumkrone voller Früchte vor.

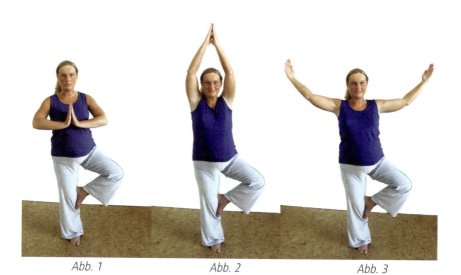

Abb. 1 Abb. 2 Abb. 3

Yoga für Schwangere

Yoga – weiblich und schöpferisch

☙ Hüftbewegung als Vorübung

Diese spielerische Hüftbewegung bereitet dich auf die Baumhaltung vor.

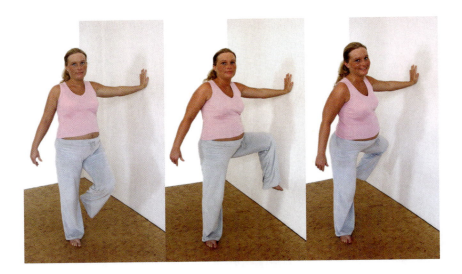

Yoga – weiblich und schöpferisch

❦ Baum im Kreis

Diese Variante des Baumes ist eine schöne Gruppenübung – für einen Kreis von Bäumen.
Vertraut euch der Stütze durch die anderen an.

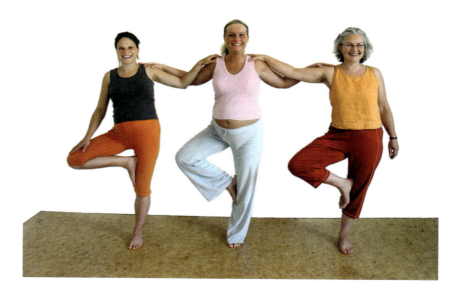

Yoga für Schwangere

Yoga für Schwangere

Anhang

Interessante Literaturtips zum Weiterlesen über Yoga und Frauenthemen finden sich sowohl in den Fußnoten, als auch in den folgenden Anmerkungen. Ich habe mir teilweise erlaubt, die Literatur in den Fußnoten zu kommentieren – einfach, um meinen eigenen Lernprozeß sichtbar zu machen und die Leserinnen dazu anzuregen, sich selbst als Fragende auf den Weg zu machen.

Zum Selbst-Üben ist auch meine CD hilfreich:

Yoga
für Schwangere und junge Mütter
18 geführte Übungen
68:17 Min.
ISBN 3-89767-170-0

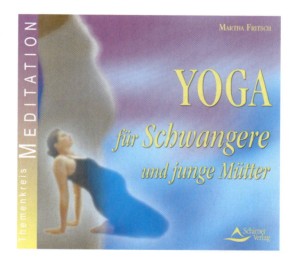

Yoga-Kurse, Aus- und Weiterbildung:
- Institut Mandala, Nauborner Str. 16, 35578 Wetzlar
  www.mandala-wetzlar.de
- Berufsverband der Yogalehrenden, Jüdenstr. 37, 37073 Göttingen
  www.yoga.de

Literatur

Schwangerschaft – eine tolle Phase im Frauenleben
Aliti, Angelika: *Das Maß aller Dinge. Die dreizehn Aspekte weiblichen Seins.*
München 2000
Lockhart, Elisabeth: *Übung und Heilung.* Wiesbaden 2003

Den Rücken stärken
Swami Sivananda Radha: *Geheimnis Hatha-Yoga. Symbolik – Deutung – Praxis.* Freiburg 1991
Ohlig, Adelheid: *Yoga mit den Mondphasen.* Düsseldorf 1999
Sharamon, Shalila/Baginski, Bodo: *Das Chakra-Handbuch.* Aitrang 1988

Tönen und Bewegen
Weiß, Hartmut (Hrsg.): *Quellen des Yoga.* München 1986

Den Atem erleben
Unger, Carsten: *Yoga und Psychologie.* Ahrensburg 1999

Ruhe finden
Balaskas, Janet: *Yoga für werdende Mütter.* München 1995

Gesunde Ernährung von Anfang an
Bruker, Dr. med. Max-Otto: *Unsere Nahrung, unser Schicksal.* Lahnstein 2001
Gutjahr, Ilse/Bruker, Dr. med. Max-Otto: *Biologischer Ratgeber für Mutter und Kind.* Lahnstein 2001.
Gutjahr, Ilse/Bruker, Dr. med. Max-Otto: *Reine Frauensache.* Lahnstein 2001
Gutjahr, Ilse: *Das große Dr. M. O. Bruker Ernährungsbuch.* Lahnstein 2000
Haller, Albert von: *Gefährdete Menschheit.* Stuttgart 2001

Und die weiteren Aussichten

Patel, Dr. Mansukh/Waters, Dr. Helena: *Der Tanz zwischen Freude und Schmerz.* Aach 2000

Markert, Dorothee: *Wachsen am Mehr anderer Frauen.* Rüsselsheim 2002

Allione, Tsültrim: *Tibets weise Frauen.* Berlin 2001

Weitere Titel im 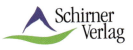 www.schirner.com

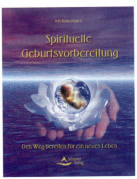

Iris Rinkenbach
Sprituelle Geburtsvorbereitung
Den Weg bereiten für ein neues Leben
ISBN 3-89767-151-4

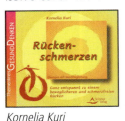

Kornelia Kuri
Rückenschmerzen
Ganz entspannt zu einem beweglichen und schmerzfreien Rücken
ISBN 3-89767-122-0

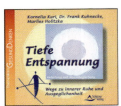

K. Kuri, F. Kuhnecke, M. Holiztka
Tiefe Entspannung
Wege zu innerer Ruhe und Ausgeglichenheit
ISBN 3-89767-134-4

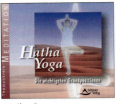

Heike Owusu
Hatha-Yoga
Die wichtigsten Grundpositionen
ISBN 3-930944-74-X

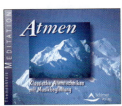

Heike Owusu
Atmen
Übungen zur richtigen Atemtechnik
ISBN 3-89767-021-6

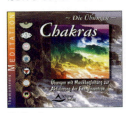

Heike Owusu
Chakras: Die Übungen
Übungen zur Aktivierung der Energiezentren
ISBN 3-89767-022-4

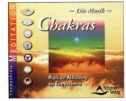

Heike Owusu
Chakras: Die Musik
Musik zur Aktivierung der Energiezentren
ISBN 3-89767-023-2

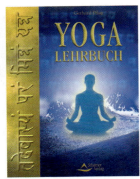

Gerhard Pflug
Yoga-Lehrbuch
ISBN 3-89767-163-8

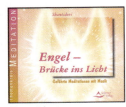

Shantidevi
Engel – Brücke ins Licht
Geführte Meditation
ISBN 3-89767-117-4

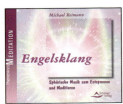

Shantidevi
Engelsklang
Musik zum Entspannen und Meditieren
ISBN 3-89767-123-9